高等医学院校康复治疗学专业教材

Introduction to Physical Therapy and Occupational Therapy

物理疗法与作业疗法概论

（第二版）

● 桑德春　吴卫红　刘建华　编著

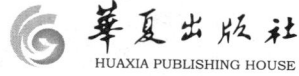

高等医学院校康复治疗学专业教材（第二版）
组织委员会与编写委员会名单

组织委员会

顾　　　问	吕兆丰
主 任 委 员	李建军
常务副主任	董　浩　　线福华
副主任委员	王晓民　高文柱　张　通　梁万年　励建安
委　　　员	李义庭　付　丽　张凤仁　杨祖福　陆学一
	马小蕊　刘　祯　李洪霞

编写委员会

学术顾问	卓大宏　周士枋　南登昆　吴宗耀
主　　审	纪树荣　王宁华
主　　编	李建军
副 主 编	董　浩　张　通　张凤仁
编　　委（以姓氏笔画为序）	
	江钟立　刘克敏　刘　璇　纪树荣　华桂茹
	朱　平　乔志恒　李建军　李胜利　陈立嘉
	陈小梅　陈之罡　张　琦　金　宁　赵辉三
	恽晓平　贺丹军　桑德春　敖丽娟　傅克礼

办公室主任　杨祖福　　**副主任**　李洪霞

《物理疗法与作业疗法概论》(第二版)
编委会名单

桑德春　首都医科大学康复医学院
吴卫红　首都医科大学康复医学院
刘建华　中国康复研究中心

高等医学院校康复治疗学专业教材
再版序言

高等医学院校康复治疗学专业教材第一版是由首都医科大学康复医学院和南京医科大学第一临床学院联合组织编写的,一大批具有丰富临床和教学经验、有高度责任感、有开创精神的老教授和康复医学工作者参与了教材的创建工作。本套教材填补了我国这一领域的空白,满足了教与学的需求,为推动康复治疗学专业快速发展做出了巨大贡献。

经过自2002年以来的各届学生使用后,根据教学反馈信息、康复医学的发展趋势和教育教学改革的要求,首都医科大学康复医学院又组织在临床、教学、科研、医疗第一线的中青年教授、学者,尤其以康复治疗学专业一线的专家为主,继承和发扬老一辈的优良传统,借鉴国内外康复医学教育教学的经验和成果,对本套教材进行修订和改编,力争使修订后的第二版教材瞄准未来康复医学发展方向,参照国际PT和OT教育标准,以培养高素质康复治疗专业人才为目标,以满足教与学的需求为基本点,在阐述康复治疗学理论知识和专业技能的同时,紧密结合临床实践,加强了教材建设改革和创新的力度,形成了具有中国特色的康复治疗学专业教材体系。

二版教材的修订和编写特点如下:

- 在对教师和学生广泛与深入调研的基础上,总结和汲取了第一版教材的编写经验和成果,尤其对一些不足之处进行了大量的修改和完善,充分体现了教材的科学性、权威性与创新性,并考虑其在全国范围的代表性与在本土的适用性。

- 第二版教材坚持了"三基(基本理论、基本知识、基本技能)、五性(思想性、科学性、启发性、先进性、适用性)"和"三特定(特定对象、特定要求、特定限制)"的原则,以"三基"为重心、以临床应用为重点、以创新能力为培养目标,在继承和发扬第一版教材优点的基础上,保留经典且注重知识的更新,删除了陈旧内容,增补了新理论、新知识和新技术。

- 第二版教材的内容抓住了关键,突出了重点,展示了学科发展和教育教学改革的最新成果,体现了培养高素质康复治疗学专业人才的目的。因其层次分明,逻辑性强,结构严谨,图文并茂,并且做到了五个准确——论点准确、概念准确、名词术语和单位符号准确、语言文字准确、数据准确,且材料来源可靠,所以属于现阶段的精品教材。

- 第二版教材共计19种,根据康复治疗专业的要求,新增《职业关联活动学》1种。

1.《康复医学导论》由李建军教授主编，主要介绍康复与康复医学的基本概念、基础理论知识、康复医学的基本方法、康复医疗服务体系、康复专业人员教育和培养，以及残疾人康复事业等相关问题，是学习康复医学的入门教材。

2.《人体发育学》由江钟立教授主编，是国内第一部以新的视角论述人体发育与康复治疗理论的专著。

3.《运动学》由刘克敏主任医师和敖丽娟教授主编，是康复治疗理论的基础教材，内容包括：生物力学、正常人体运动学、运动障碍学、运动生理学、运动生化学、运动心理学。

4.《物理疗法与作业疗法概论》由桑德春主任医师主编，主要介绍物理疗法和作业疗法的发生、发展过程，与之有关的基本概念、基本理论、基本特点，以及学习、运用的基本方法。

5.《康复疗法评定学》由恽晓平教授主编，全书系统介绍康复评定学概念及理论、相关基础知识、评定原理、评定所需仪器设备和方法，以及临床结果分析，理论与临床操作相结合，兼顾学科新进展，是国内外首部、也是唯一一部全面、详尽论述康复评定理论与实践的专业著作。

6.《运动疗法技术学》由纪树荣教授主编，是国内第一部运动疗法技术学专著，详细介绍运动疗法技术的基本理论、常用的各种治疗技术及其在实际工作中的应用方法。

7.《临床运动疗法学》由张琦副教授主编，根据国际上运动疗法发展的新理念，结合国内运动疗法及其临床应用编写而成，是国内目前内容最全面的临床运动疗法学教材。

8.《文体疗法学》由金宁主任技师主编，主要介绍利用体育、娱乐项目对患者进行治疗的方法，是 PT 和 OT 的补充和延伸，也是国内第一部文体康复治疗的专著。

9.《理疗学》由乔志恒教授和华桂茹教授主编，内容包括物理疗法概论、各种电疗法、光疗法（含激光）、超声疗法、磁场疗法、温热疗法、水疗法和生物反馈疗法等。

10.《基础作业学》由陈立嘉主任医师主编，主要介绍现代作业疗法的基本理论、基本技术和基本方法，也是第一部此领域的专著。

11.《临床作业疗法学》由陈小梅主编，国内和日本多位具有丰富作业疗法教学和临床治疗经验的专家共同撰写，涵盖了作业疗法的基本理论、评定和治疗方法等内容，并系统地介绍了脑卒中、脊髓损伤、周围神经损伤、骨科及精神障碍等不同疾患的康复特点和作业治疗方法，内容全面，具有很强的实用性。

12.《日常生活技能与环境改造》由刘璇副主任技师主编，是我国国内有关残疾人日常生活动作训练，以及患者住房和周围环境的无障碍改造的第一部专著。

13.《康复心理学》由贺丹军主任医师主编，从残疾人的角度入手，论述其心理特征及康复治疗手段对康复对象心理的影响，将心理治疗的理论和技术运用于心理康复，是国内第一部康复心理学方面的专著。

14.《假肢与矫形器学》由赵辉三主任医师主编,内容包括:与假肢装配有关的截肢,截肢者康复的新观念、新方法,常用假肢、矫形器及其他残疾人辅具的品种特点、临床应用和装配适合性检验方法。

15.《中国传统康复治疗学》由陈之罡主任医师主编,内容主要包括中国传统医学的基本理论、基本知识,以及在临床中常用且比较成熟的中国传统康复治疗方法。

16.《言语治疗学》由李胜利教授主编,借鉴国际言语康复的现代理论和技术,结合国内言语康复的实践经验编写而成,是国内第一部内容最全面的言语治疗学教材。

17.《物理疗法与作业疗法研究》由刘克敏主任医师主编,是国内第一部指导PT、OT专业人员进行临床研究的教材,侧重于基本概念和实例分析,实用性强。

18.《社区康复学》由付克礼研究员主编,是PT、OT合用的教材,分上、中、下三篇。上篇主要介绍社区康复的最新理论、在社区开展的实践活动和社区康复管理知识;中篇主要介绍社区实用的物理疗法技术和常见病残的物理治疗方法;下篇主要介绍社区实用的作业疗法技术和常见病残的作业治疗方法。

19.《职业关联活动学》由朱平主任医师主编,主要介绍恢复和提高残疾人职业能力的理论和实践方法。

在本套教材的修订编写过程中,各位编写者都本着精益求精、求实创新的原则,力争达到精品教材的水准。但是,由于编写时间有限,加之出自多人之手,难免出现不当之处,欢迎广大读者提出宝贵的意见和建议,以便三版时修订。

本套教材的编写得到日本国际协力事业团(JICA)的大力支持,谨致谢忱。

高等医学院校
康复治疗学专业教材编委会
2011年6月

再版前言

本书第一版面世后,得到了许多使用者和读者的好评。近年来,我国康复医学事业迅猛发展,康复医学科的建设日渐成熟,康复医疗队伍已具有一定规模,康复医学知识不断更新,康复医学教育机构逐渐完善,康复治疗的效果得到了更多人的认可;与此同时,康复需求量也日渐增多。物理疗法和作业疗法作为康复医学中的主要技术手段,在整个康复治疗过程中起着极其重要的作用。

为了适应形势发展的需要,根据第一版教材的使用情况,在查阅了大量新文献的基础上进行了修订,完成了《物理疗法与作业疗法概论(第二版)》的编写工作。本书旨在提高康复人才的理论水平、技术能力和解决实际问题的能力。根据编写要求和实际使用的需要,删去了与本系列教材其他分册重复的部分,对不合理的章节进行了调整、修订,对比较薄弱的章节做了必要的补充。

本书有物理疗法和作业疗法两部分内容,分三篇编写。第一篇为引论,介绍物理疗法基本概念、物理疗法与作业疗法的关系、物理疗法与日常生活活动的关系、物理疗法的服务内容、作业疗法的基本概念、作业疗法的服务内容、作业疗法的应用范围、作业疗法的应用目的等。第二篇为物理疗法概论,介绍物理疗法的历史沿革、临床物理疗法、物理疗法的应用场所和相关专业人员、治疗处方与记录、物理疗法的运营管理等。第三篇为作业疗法概论,介绍作业疗法的历史沿革、作业疗法的原理、作业疗法的对象、临床作业疗法、作业疗法的运营管理等。

本书立足于介绍物理疗法和作业疗法的发生、发展过程,与之相关的基本概念、基本理论、基本特点及学习运用中所要遵循的基本原则和所要实施的基本方法。编者总结了多年的康复医疗实践经验,并结合国内外的最新进展,尽量做到内容丰富,易于使用。这就使得本书除了作为高等医学院校康复治疗学专业的教材外,也可作为康复专业技术人员参考之用。因其具有科学性、先进性、理论性、知识性、专业性和实用性,既反映国外先进技术和经验,又适合我国国情,所以能够帮助读者提高专业知识和理论水平,提高分析问题和解决问题的能力。

本学科涉及范围较广,由于时间仓促,资讯范围有限,难免有遗漏和错讹之处,敬请广大读者提出宝贵意见。

桑德春
2011 年 6 月

目 录

第一篇 引 论

第一章 物理疗法概说 (3)
 第一节 物理疗法的基本概念 (3)
  一、英美国家对物理疗法的定义 (3)
  二、对物理疗法的公认定义 (4)
 第二节 物理疗法与作业疗法、日常生活活动的关系 (4)
  一、物理疗法与作业疗法的关系 (4)
  二、物理疗法与日常生活活动的关系 (5)
 第三节 物理疗法的服务与工作内容 (5)
  一、直接服务 (5)
  二、间接服务 (7)
  三、其他工作 (8)

第二章 作业疗法概说 (9)
 第一节 作业疗法的基本概念 (9)
  一、作业疗法的定义 (9)
  二、各种作业疗法定义的共同要点 (11)
  三、作业疗法的特征及其含义 (11)
 第二节 作业疗法的服务与工作内容 (12)
  一、直接服务 (12)
  二、间接服务 (13)
  三、其他工作 (14)
 第三节 作业疗法的应用范围 (14)
  一、婴幼儿期 (15)
  二、青少年期 (15)

  三、成年期 …………………………………………………………………………… (15)
  四、老年期 …………………………………………………………………………… (15)
 第四节　作业疗法的应用目的 ……………………………………………………… (16)
  一、运动的作用 ……………………………………………………………………… (16)
  二、作业疗法的目的 ………………………………………………………………… (16)

第二篇　物理疗法概论

第一章　物理疗法的历史沿革 ……………………………………………………… (19)
 第一节　物理疗法和物理治疗师 …………………………………………………… (19)
  一、物理疗法的诞生与发展 ………………………………………………………… (19)
  二、物理治疗师及其组织 …………………………………………………………… (20)
 第二节　物理疗法技术的发展 ……………………………………………………… (21)
  一、理疗技术的发展 ………………………………………………………………… (21)
  二、运动疗法技术的发展 …………………………………………………………… (22)

第二章　临床物理疗法 ……………………………………………………………… (26)
 第一节　物理疗法及其作用 ………………………………………………………… (26)
  一、医疗中的物理疗法 ……………………………………………………………… (26)
  二、物理疗法的目标 ………………………………………………………………… (26)
  三、物理疗法的作用 ………………………………………………………………… (27)
 第二节　物理疗法的实施 …………………………………………………………… (28)
  一、物理疗法的流程 ………………………………………………………………… (28)
  二、物理疗法的评定 ………………………………………………………………… (29)
  三、物理疗法的手段 ………………………………………………………………… (32)
 第三节　物理疗法的对象 …………………………………………………………… (44)
  一、物理疗法对象的年龄结构和类型 ……………………………………………… (44)
  二、物理疗法针对的疾患 …………………………………………………………… (45)
  三、物理疗法针对的障碍 …………………………………………………………… (46)

第三章　物理疗法的应用场所和相关专业人员 …………………………………… (49)
 第一节　物理疗法的应用场所 ……………………………………………………… (49)
  一、保健机构 ………………………………………………………………………… (49)
  二、医疗机构 ………………………………………………………………………… (50)
  三、福利机构 ………………………………………………………………………… (50)
  四、教育、研究机构 ………………………………………………………………… (50)
  五、社区及家庭 ……………………………………………………………………… (51)

第二节　与物理疗法相关的专业人员 (51)
  一、康复医师 (51)
  二、康复护士 (52)
  三、作业治疗师 (52)
  四、言语治疗师 (52)
  五、康复工程师 (53)
  六、医疗社会工作者 (53)
  七、保健护士 (53)
  八、心理治疗师 (53)
  九、职业训练师 (54)
  十、介护福利士和社会福利士 (54)
  十一、护工 (54)

第四章　治疗处方与记录 (55)
第一节　康复治疗处方 (55)
  一、处方的意义 (55)
  二、处方的内容 (56)
第二节　物理疗法处方 (58)
  一、运动疗法处方 (58)
  二、理疗处方 (59)
第三节　记录 (60)
  一、物理疗法记录 (60)
  二、病例报告的书写方法 (61)

第五章　物理疗法的运营管理 (64)
第一节　物理治疗师的资格确定 (64)
  一、国际概况 (64)
  二、日本国的情况 (64)
第二节　物理治疗师的伦理准则 (65)
  一、世界物理疗法联盟的物理治疗师道德伦理准则 (65)
  二、中国香港物理治疗师的基本伦理准则 (66)
第三节　世界和亚洲物理疗法联盟及其作用 (66)
  一、世界物理疗法联盟 (67)
  二、亚洲物理疗法联盟 (68)
第四节　物理治疗师的专业教育 (69)
  一、教育的目的 (69)

二、国外情况 …………………………………………………………………… (69)

三、国内情况 …………………………………………………………………… (69)

四、展望 ………………………………………………………………………… (70)

第三篇 作业疗法概论

第一章 作业疗法的历史沿革 ……………………………………………………… (73)

第一节 人与作业 ………………………………………………………………… (73)

一、作业的产生与发展 ………………………………………………………… (73)

二、作业是人类生存与发展的基础 …………………………………………… (74)

第二节 作业疗法的发展历程 …………………………………………………… (74)

一、作业疗法技术发展的初始阶段 …………………………………………… (74)

二、现代作业疗法技术的发展 ………………………………………………… (75)

三、作业疗法学术和教育组织的发展 ………………………………………… (76)

四、我国作业疗法的发展 ……………………………………………………… (77)

第二章 作业疗法的原理 …………………………………………………………… (79)

第一节 作业疗法与人的成长发育 ……………………………………………… (79)

一、成长发育的决定因素及其遵循的原则 …………………………………… (80)

二、成长发育面临的问题和感觉运动的发育过程 …………………………… (81)

三、危机时期和必需的刺激 …………………………………………………… (83)

第二节 活动 ……………………………………………………………………… (84)

一、活动在治疗中的意义 ……………………………………………………… (84)

二、活动的分类 ………………………………………………………………… (84)

三、活动的选择 ………………………………………………………………… (85)

四、活动所需的材料和道具 …………………………………………………… (86)

第三节 作业疗法的相关理论 …………………………………………………… (86)

一、作业活动理论 ……………………………………………………………… (86)

二、行为学理论 ………………………………………………………………… (86)

三、心理动力学理论 …………………………………………………………… (87)

四、心理社会论 ………………………………………………………………… (87)

五、人本主义论 ………………………………………………………………… (88)

六、认知论 ……………………………………………………………………… (88)

第四节 躯体障碍的治疗方法 …………………………………………………… (89)

一、生物力学的方法 …………………………………………………………… (89)

二、神经发育学的方法 ………………………………………………………… (89)

三、代偿的方法 ……………………………………………………………………………… (89)
四、学习的方法 ……………………………………………………………………………… (90)

第三章　作业疗法的对象 ……………………………………………………………………… (91)
第一节　躯体障碍者的作业疗法 …………………………………………………………… (91)
一、躯体障碍的原因和种类 ………………………………………………………………… (91)
二、躯体障碍者的心理特征 ………………………………………………………………… (92)
三、躯体障碍者作业疗法的实施 …………………………………………………………… (93)
第二节　精神障碍者的作业疗法 …………………………………………………………… (94)
一、精神障碍与精神疗法 …………………………………………………………………… (94)
二、动力精神医学与作业疗法 ……………………………………………………………… (96)
三、作业疗法的目的和作用 ………………………………………………………………… (98)
四、作业疗法的实施 ………………………………………………………………………… (99)
第三节　儿童的作业疗法 …………………………………………………………………… (100)
一、儿童期的特征 …………………………………………………………………………… (100)
二、儿童障碍的种类 ………………………………………………………………………… (102)
三、儿童障碍的评定 ………………………………………………………………………… (103)
四、儿童作业疗法的实施 …………………………………………………………………… (106)
第四节　老年人的作业疗法 ………………………………………………………………… (109)
一、衰老与老年人概说 ……………………………………………………………………… (109)
二、老年人的特征 …………………………………………………………………………… (111)
三、老年人作业疗法的评定与实施 ………………………………………………………… (114)

第四章　临床作业疗法 …………………………………………………………………………… (119)
第一节　流程 …………………………………………………………………………………… (119)
一、接诊 ……………………………………………………………………………………… (119)
二、体检 ……………………………………………………………………………………… (119)
三、康复评定会 ……………………………………………………………………………… (120)
四、问题点的确定和解决 …………………………………………………………………… (120)
五、出院指导 ………………………………………………………………………………… (120)
第二节　评定 …………………………………………………………………………………… (121)
一、观察与交谈 ……………………………………………………………………………… (121)
二、检查与测定 ……………………………………………………………………………… (123)
第三节　治疗计划 ……………………………………………………………………………… (126)
一、制定计划的原则 ………………………………………………………………………… (126)
二、计划的目标 ……………………………………………………………………………… (126)

第四节　记录与报告……………………………………………………（127）
　　一、对待记录与报告的基本态度…………………………………………（127）
　　二、记录与报告的种类……………………………………………………（127）
　　三、基本原则与形式………………………………………………………（128）
第五节　作业疗法的常用项目………………………………………………（129）
　　一、手工艺…………………………………………………………………（129）
　　二、日常生活动作指导……………………………………………………（134）
　　三、上肢功能的代偿………………………………………………………（136）
　　四、职业前作业疗法………………………………………………………（138）

第五章　作业疗法的运营管理………………………………………………（140）
第一节　作业疗法职业的确定………………………………………………（140）
　　一、对作业治疗师的要求…………………………………………………（140）
　　二、世界作业治疗师联合会及其作用……………………………………（141）
第二节　医院层面的运营管理………………………………………………（143）
　　一、医院的层面……………………………………………………………（143）
　　二、康复机构的类型………………………………………………………（143）
　　三、管理的内容……………………………………………………………（143）
第三节　作业疗法科的运营管理……………………………………………（144）
　　一、必备条件………………………………………………………………（144）
　　二、人和物的管理…………………………………………………………（145）

主要参考文献……………………………………………………………………（149）

第一篇　引论

第一章 物理疗法概说

学习目标
1. 掌握物理疗法的概念、物理疗法的服务内容。
2. 了解物理疗法与作业疗法的关系、物理疗法与日常生活活动的关系。
3. 学会区分物理疗法与作业疗法。

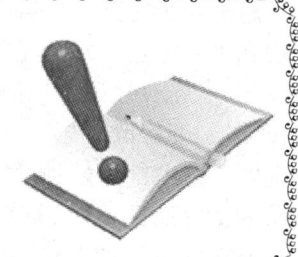

世界各国因社会背景不同,对物理疗法的概念和业务范围有不同的理解。随着社会的进步、科学技术的不断发展,其概念也不断地发生着变化。现将英国、美国及世界物理疗法联盟等不同国家和组织为物理疗法所下的定义做一介绍。

第一节 物理疗法的基本概念

世界物理疗法联盟(World Confederation for Physical Therapy,WCPT)指出:物理疗法是医学专业的一个分支领域,与其他专业如护理、作业疗法和社会服务等共同在躯体及精神残疾者的医学、社会、职业康复过程中起着重要而积极的作用。为了深刻理解物理疗法的基本概念,需要掌握物理疗法的内容和物理治疗师的作用。

物理疗法是康复医学的基本技术之一,由运动疗法和理疗组成,是通过运动、冷、热、光、水、电、按摩、教育指导等手段对人体进行治疗的技术与学科。其治疗目的包括减轻疼痛、促进循环、预防和改善残疾,最大限度地恢复残疾人的躯体功能、生活活动能力及参与家庭和社会的能力。康复评定是物理疗法的重要内容,包括为确定神经支配障碍和肌力障碍的情况所做的相关的电检测和徒手检测、确定功能障碍的测试、关节活动范围及肺活量的测量等,这是寻找康复问题点、确定康复目标、制定康复治疗计划、决定预后、判断疗效等必不可少的手段,有利于协助医生诊断,制定整体的康复目标和治疗计划。物理治疗师是上述各项物理治疗内容的完成者,在残疾预防、残疾康复治疗工作中发挥积极的作用。

一、英美国家对物理疗法的定义

(1)英国给物理疗法下的定义是:物理疗法指利用物理手段,在预防、治疗疾病和损伤的同时,改善和恢复包括日常生活活作在内的各种功能。

(2)美国给物理疗法下的定义是:物理疗法指在医院、诊所、疗养院、个人诊所利用物理手段进行的健康保健和康复治疗。物理治疗师的工作对象主要是因患病、外伤、事故、先天发育异常而造成躯体残疾的患者。物理治疗师在康复医师领导下,对患者的神经系统、骨骼肌肉系统以及心肺功能等进行评定,根据检查评定的结果,制定出相应的短期与长期的治疗计划。治疗师需向患者阐明治疗的目的、介绍相关知识,对患者及家属进行指导,并实施具体的治疗。

二、对物理疗法的公认定义

总结各个定义的内容,目前比较公认的定义是:物理疗法(physical therapy,PT)包括运动疗法和理疗。运动疗法是指通过徒手或借助于器械改善患者各种功能的运动方法;理疗是指利用电、光、声、磁、冷、热和力等物理因子对患者进行治疗的方法。运动疗法的内容包括体位变换、姿势改善;关节活动度和肌力的维持与增强,改善或增强运动的协调性,改善机体平衡等。这些能有效地、针对性地、循序渐进地改善已经丧失或减弱的运动功能,同时可以预防和治疗肌肉萎缩、关节僵直、骨质疏松、局部或全身畸形等并发症。另外,运动疗法还可改善不正常的运动模式,增强肌肉力量,改善机体的协调性和平衡性以及对运动的耐力等。理疗对炎症、疼痛、痉挛、防止瘢痕的增生和改善局部血液循环障碍有着较好的效果。

归纳起来,物理疗法所涉及的概念分狭义概念和广义概念,见表1-1-1-1。

表1-1-1-1 物理疗法所涉及的概念

概念	狭义	广义
对象	躯体残疾障碍者(除盲、聋、哑外)	精神残疾者、体弱的年长者、亚健康状态者与健康者
目的	对躯体功能障碍的恢复、改善和维持	功能恢复预防残疾和增进健康
手段	理疗、运动疗法	理疗、运动疗法和辅助器具的使用,环境的调整改造等

第二节 物理疗法与作业疗法、日常生活活动的关系

一、物理疗法与作业疗法的关系

物理疗法和作业疗法是康复治疗医学中的重要组成部分,是康复治疗的基本技术。它们的共同目的是利用各自的技术预防残疾、最大限度地挖掘躯体或精神障碍者的潜力、恢复因伤病导致的各种功能障碍、帮助他们回归家庭和社会。

物理疗法和作业疗法在康复治疗中所采取的方法和目的有所不同。前者是采取物理治疗的方法,包括运动疗法和理疗,主要目的是改善基本性动作和以移动为中心的日常生活动作;后者主要是通过针对性的作业内容,达到改善精细动作和以应用动作能力为中心的日常生活能力等目的。针对同一个康复对象,其整体目标又是相同的,都应该围绕康复治疗组所提出的目标完成各自的工作,工作中需要两者密切配合、共同努力,才能取得良好疗效。因此,在患者康复治疗中,物理疗法和作业疗法有同等重要的价值和作用,都是不可缺少的。

物理疗法与作业疗法因各自的特点不同而有所区别,其主要区别点见表1-1-2-1。

表1-1-2-1 物理疗法与作业疗法的区别

项目	物理疗法	作业疗法
对象	主要是躯体障碍者	主要是躯体和精神障碍者
方法	以运动疗法、理疗为主、并利用辅助具、假肢等	通过各种作业和生活活动赋活精神性和身体性的活动等
目的	改善以基本性动作和移动动作为中心的日常生活动作	改善和充实以获得精细动作和应用动作能力为中心的日常生活动作

二、物理疗法与日常生活活动的关系

日常生活活动(activities of daily living, ADL)是指人们在生活中,为了照顾自己的衣、食、住、行和在社区中生活所必需的一系列的基本活动。日常生活活动能力,则是从事这一活动的能力,一般分为基本日常生活活动(basical activities of daily living, BADL)和工具性日常生活活动(instrumental activities of daily living, IADL)。基本日常生活活动是在生活中与穿衣、进食、修饰、移动、保持个人卫生等有关的活动内容。工具性日常生活活动是指在社区内或多或少地借助一些工具才能完成的活动内容,如做家务、购物、驾车、去医院、室外活动等。

物理疗法是采用不同的治疗方法和手段,以保持或恢复关节的活动度,最大限度地增强肌力,动作的技巧性和协调性等,以提高患者完成日常生活所必需的共同的基本动作,包括改变体位、坐位平衡、坐位活动、伸手取物、抓握物体、站立和行走等。这些动作能力的提高无论是对基本日常生活活动的完成,还是对工具性日常生活活动的完成都是十分必要的。这些动作能力的提高是需要包括物理疗法在内的康复治疗过程才能完成的。物理疗法对建立日常生活动作、提高日常生活能力起着非常重要的作用。例如,患者在运动疗法中进行的自卧位到坐起、在垫上的坐位移动等动作训练,是日常生活中的起床、自轮椅移至坐便器等所必需的基本动作;步行和登爬的训练是为了实际生活中的室内外移动、上阶梯的基本动作。由此可见,运动障碍者的日常生活基本动作的产生和恢复,是通过物理疗法治疗和训练才能实现的。

第三节 物理疗法的服务与工作内容

物理疗法服务是指在对患者进行康复治疗的过程中,物理疗法师所做的工作,分为直接服务、间接服务、其他工作等三个方面。

一、直接服务

直接服务是与患者物理治疗直接相关的工作内容。包括评定、制定治疗计划、对患者和家属的宣教与指导、开展治疗、辅助具的使用等。

(一)评定与制定治疗计划

评定指治疗师对康复对象进行观察、检查、测量等,并将相关信息进行总结、归纳,全面掌握其功能状况的过程。这种评定类似于医师在医疗工作中的诊断，但又不完全相同。

康复评定是制定康复治疗计划的前提，与康复治疗相伴随，贯穿于康复治疗的始终。评定的目的是寻找出与康复相关的问题点，制定物理治疗的目标、具体的治疗计划，提出对危险因素的管理措施及注意事项等。

康复目标分近期目标和远期目标。近期目标是阶段性目标，指经过一个阶段的物理治疗和训练，在某些问题上可能取得的康复治疗效果；远期目标应是在院康复治疗结束或出院时所达到的目标，也就是康复对象通过物理治疗可能达到的最好效果。

康复治疗计划要围绕康复目标确定，要有针对性、时间性、节律性、实际性和可完成性。康复治疗计划是康复目标实施过程中的基本策略，在康复治疗中要严格遵守。康复治疗计划的好坏，是康复治疗成功与否的关键。

（二）宣教与指导

为了争取患者的理解和配合，在开始物理治疗前，治疗师要向患者说明治疗的目的，介绍所采取的手段，提出要注意的问题和患者需要配合的内容等。要想圆满完成这一任务，治疗师就要对患者的情况进行全面的分析与评定，并做合理的解释和宣教，把一些必要的信息提供给患者，增强其进行康复的信心，使其理解和同意并且积极配合康复治疗。在整个康复治疗过程中，治疗师还要随着病情和治疗阶段的变化，随时进行分析、说明与指导。

上述宣教和指导内容，也应该向患者家属、监护人、陪护人员和其他相关人员进行恰当的解释与说明。

患者出院后的指导也是十分必要的。指导患者的同时，还要得到家属的理解，特别是要指导家属学会一些辅助性护理的方法。

（三）治疗

物理疗法主要是利用其基本技术、选择针对性的治疗项目对患者进行治疗。其中包括理疗和运动疗法。

理疗主要是运用声、光、电、水、磁等物理因素作为治疗手段，以改善血液循环、减轻疼痛、缓解痉挛、消除炎症和提高运动功能等。

运动疗法是利用运动的方法，进行局部或全身运动，以维持和改善患者的功能状态，提高运动能力。可按运动要素类、运动技巧类、不同疾患类、不同器械类等选择不同的内容，进行针对性治疗。运动疗法的目的是要科学地、循序渐进地恢复患者减弱或丧失的运动功能，提高生活自理能力，预防和治疗肌肉萎缩、关节强直、骨质疏松、局部或全身畸形等并发症。

（四）辅助器具使用和环境改造的指导

辅助器具包括矫形器、假肢、轮椅、拐杖、自助具等，是患者直接使用的物品。这些物品，应该根据每位患者的实际情况量身定做，以方便使用。各种辅助器具制作完成后，需要进行调整和训练。治疗师要根据患者的具体情况，进行大小、形状等方面的调整，以便更适合于患者使用，并要验证其适用性。器具调整完成后，要进行相应的训练，训练过程中可进行进一步调整，直到患者能够正确使用、达到使用目的为止。

环境改造包括房屋改造、家庭外部环境改造、社会生活场所改造等。物理治疗师要根据患者的情况，提出环境改造建议并进行指导。环境改造方案应在调查患者的环境状况、全面评定患者各种功能、判断患者所处环境是否适合于轮椅、特制床、升降设施等辅助器具使用的基础上制定。无障碍设施建立是环境改造中的关键，包括修建坡路，浴室和厕所加设扶手、拉门、升降梯安装等。

二、间接服务

间接服务是指与患者物理治疗间接相关的工作内容,如各种会议、工作记录、器械和卫生管理等。

(一) 会议

会议包括康复评定会、专业讨论会等一些与康复医疗活动有关的会议。

1. 康复评定会　康复评定会是康复流程中的重要内容。康复医疗的特点是要组织由各专业人员共同组成康复治疗组的形式完成治疗工作。康复治疗组(team of rehabilitation)由康复医师(physiatrist)、康复护士(rehabilitation nurse, RN)、物理治疗师(PT)、作业治疗师(OT)、言语治疗师(speech therapist, ST)、心理治疗师(psychologist)、假肢与矫形器师(prosthetist and orthotis, P&O)和社会工作者(social worker, SW)等组成,通过康复评定会讨论患者的各种功能状况、障碍程度,制定康复目标和康复治疗计划,决定患者的转归。

物理治疗师应按照康复治疗组的要求参加康复评定会。康复评定会的时间根据患者的病情、住院周期长短等确定,没有统一的时间间隔规定。一般在一个住院周期中要完成初期康复评定会、中期康复评定会和末期康复评定会。各期康复评定会的内容有所不同。初期评定会主要是总结归纳康复问题点,制定康复目标和康复治疗计划,确定康复治疗方法;中期评定会重点是总结治疗经过,指出仍存在的问题,提出下一步治疗的计划与建议,是否要修改康复目标;末期评定会总结在院康复治疗的整个过程,障碍改善的情况,提出出院后进一步康复训练的方法和建议。

2. 专业研讨会　专业研讨会是由物理治疗师参加的专业性会议,主要是针对患者存在的问题、相关专业的发展情况等召开的讨论会。专业讨论会可以在康复治疗组的范围内进行,也可以在物理疗法专业的范围内进行。主要内容有讨论康复治疗中存在的问题、疑难问题的判断与处理、治疗方案是否合适、目前治疗的进展情况、下一步的评定和治疗计划等。

(二) 工作记录

工作记录是康复医疗工作中的法律文书,包括各种诊疗记录日报和月报记录等。记录中的内容,尤其是涉及到患者个人信息或隐私者,不得向他人泄露。

1. 诊疗记录　诊疗记录包括治疗师对患者检查结果、康复评定、康复目标、治疗方案、治疗经过以及病人的反应等,应做认真如实记载。记录要求字迹清楚、语言流畅、真实、准确,记录者签字,注明日期。诊疗记录要按照有关规定,保存足够的法律年限。

2. 日报与月报　指每日、每月向医疗管理部门提供的有关信息,是康复医疗管理的重要依据。要求按时间及时、准确记录并上报,上报者签字,注明时间。

(三) 器械和卫生管理

康复器械是康复治疗过程中不可缺少的,需要按照器械管理的有关规定,加强养护和保管。在常规保养中,最重要的是保证器械的安全性,器械的稳定性要好,没有漏电等安全隐患,遇到问题要及时修理或更换。器械管理要有专人负责,并做好记录。另外,在治疗室应配备必要的急救设备,制定相关的操作规程,以保证患者的安全。

卫生管理指对治疗环境的清洁,防止院内交叉感染,同时也要注意器械的卫生,给患者创造一个整洁、安静的治疗环境。

三、其他工作

(一) 教学与科研

物理疗法作为康复医学专业之一，与其他学科一样，在做康复医疗工作的同时，也应该开展教学和科研工作，达到医、教、研相结合，提高服务水平。

教学包括对物理治疗专业学生和进修人员的培养、教育，也包括在职人员继续教育的教学工作。

科研主要是对物理疗法的评定和治疗方法进行开发，为开创更高效率、更好效果的治疗方法而进行必要的调查和研究。

(二) 运营管理

运营管理是指维持和促进科室运营和发展的行政与业务管理，包括人、财、物的管理。

对取得物理治疗师资格者进行相关法规与伦理道德准则的培训、监督和管理，使之符合岗位要求。对在职物理治疗师要加强继续教育，以提高他们的实际技术能力，扩大知识范围。物理治疗科的人员编制，要根据患者人数、设备的配备情况决定。以运动疗法为例，世界物理治疗协会曾公布，2 名物理治疗师加 2 名物理治疗师助理或实习生，每日承担 40 名患者的治疗工作。每个工作单元是 45 分钟，每日有 7~8 个治疗时间段。

物理疗法的财务管理包括维持科室运营所发生的所有费用的管理。

物理治疗科的设备分为理疗与运动疗法两部分。理疗需根据可以开展的物理因子治疗项目进行相应的设备配置；运动疗法的一般专业设备有肋木、训练台、训练用阶梯、平行杠、平衡板、姿势矫正镜、功率自行车、起立床、体操垫、PT 凳等。

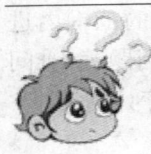

思考题

1. 物理疗法的概念是什么？
2. 物理疗法的服务内容有哪些？
3. 物理疗法与作业疗法的区别。

（吴卫红　刘建华）

第二章　作业疗法概说

> **学习目标**
> 1. 掌握作业疗法的定义、作业疗法的特征、作业疗法的应用范围。
> 2. 了解作业疗法的服务内容和作业疗法的应用目的。

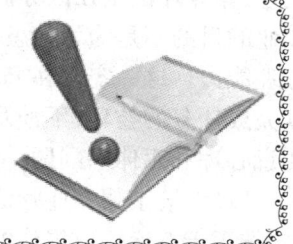

作业疗法作为康复治疗的主要技术之一,在肢体残疾、精神残疾、智力残疾等残疾人的康复治疗过程中发挥着非常重要的作用。从作业疗法概念的形成,到其基本方法的确立,经历了漫长的过程,作业疗法逐渐被康复医疗工作者和残疾人所接受,而应用于各类疾病的康复治疗中。

第一节　作业疗法的基本概念

作业疗法是美国的 George Barton 于 1914 年提出的,这一方法提出的依据是:许多疾病与患者的职业或某种环境影响有关,即所谓的职业病。既然有职业病,那么就应该有与之相对应的治疗方法,即作业治疗。通过作业帮助各种脏器、肌肉、关节恢复功能,从而达到治病的目的。这个观点的提出,引起了许多医疗工作者的重视并进行了研究,也就产生了关于作业疗法的定义。

一、作业疗法的定义

作业疗法(occupational therapy),occupational 由 occupy 而来,有利用时间、空间、场所做某些事情的意思。作业广义上讲有三方面的含义:①工作。②活动。③通过躯体或精神活动产生物理的、生理的或心理的效果。人们为了生存、为了改变自己及周围环境,作业是先决的条件,由于作业的广泛化,才逐步诞生了作业疗法。作业疗法由人开始,也就是通过作业治疗师与被治疗者(从幼儿到老年人中的急、慢性期身心障碍患者)的医疗行为展开一系列的活动。维持人的生命活动需要呼吸、循环、消化等脏器及系统的正常活动做基础,而感受、思维、交流及行动也同样在人的生活活动中不可缺少。可以想象,如果一个人不愿意去思考,不愿意感受、行动和交流,他的生活会是多么贫乏。另外,不能忽视人与周围环境的关系,要注意家庭、职业场所、社会活动及患者兴趣在作业治疗中的作用。在康复领域中经常说的一句话是"以患者为中心",可以看出患者在作业疗法中的作用。治疗师的所有医疗活动都应注意是否满足患者的需要,治疗人员的配备、治疗物品的准备、治疗方法的设计、训练的实施过程等都要围绕着患者进行,这样才可能取得良好的治疗效果。

最早的作业疗法定义由 H. A. Pattison 于 1922 年提出。他认为从治疗角度讲,躯体运动和精神心理活动要有目的性并能够表达目的,因此应进行有目的、有效果的作业劳动,以促进患者恢复。其定义的具体内容是:作业疗法指任何躯体的或精神的活动,具有特定的目的,而且能够明确表达,能够促进疾病或创伤的恢复。

以后许多学者根据自己的工作及研究提出了不同的定义。1923 年 H. J. Hall 提出的定义是:作业疗法是在医务监督下从事轻的手工工作,以促进住院或在家患者的康复。手工艺作业的目的不是为了使者成为手工艺者,而是为了在勇气和主动性不足时发展其体力和心理能力。这一定义在 Pattison 定义的基础上补充了两个内容:一是作业治疗帮助建立或恢复完成任务的技巧,不涉及特定的职业技能及重新就业;二是改善低落的情绪和心理状态,注意心理和躯体的问题。

以后,波士顿作业疗法学会提出另外一个定义:作业疗法是建立一种科学安排的活动方式,作用于有疾病或损伤的肌群或相关的躯体部位以治疗疾病,其运动或操作是一位称职的医师所希望达到的。这一定义强调了要科学地安排运动和训练,方法要准确,注重治疗效果。

从 20 世纪 50 年代开始,世界作业疗法联合会依照以往的工作、研究及经验,提出了作业疗法的定义,60~80 年代几经修改,其定义是:作业疗法属于对一过性或持续性躯体障碍、精神障碍及社会生活不利的患者进行治疗的范畴,专业治疗师通过有计划的各种作业活动,最大限度地恢复患者的功能,尽可能满足患者家庭生活、职业及社会生活的需要。

1972 年美国作业疗法学会提出的定义是:作业疗法是以恢复、提高、顺应生产必需的诸功能,减轻和矫正障碍及保持、增进健康为目的,选择作业活动,指导患者进行这些活动的一种技术和科学。

1985 年日本作业疗法协会的定义是:通过作业活动治疗,指导并帮助躯体、精神障碍者或预测有这些问题的人,尽可能恢复、维持、开发其各种功能,满足基本生活需要。

1989 年英国作业疗法杂志提出的定义是:作业疗法是通过特殊的活动治疗躯体和精神疾病,最大可能地提高患者的日常生活能力和独立性。

1994 年世界作业疗法联合会提出的定义是:作业疗法是通过有目的的作业和行动,促进人们的健康而建立起来的治疗方法。它是具有治疗、保健性质的专门职业。其目的是恢复、提高、维持日常生活能力,防治障碍,调动被治疗者积极参与。这一定义一直沿用至今。

有人称作业疗法具有科学性和艺术性两方面。前者是指通过评定建立康复治疗目标,制订治疗方案及内容,由医学、心理学、教育学、社会学、行为学、产业科学等多学科统合而成。后者是指千差万别的个体具有的智能、情绪表现、意志、对家庭和他人刺激的反应及自己把握治疗的能力等,在治疗过程中表现出的自身特点。作业疗法的操作过程是医师作为康复治疗组的组长组织康复治疗组,治疗组成员由作业治疗师、物理治疗师、语言治疗师、护士、心理医师、社会工作者及其他相关人员组成,根据患者的障碍情况,在统一的康复目标前提下,按一个系统计划开展康复医疗工作,工作中注意调整、协调,最终达到治疗目的。作业疗法作为康复治疗的一部分,以其特有的技术手段,在康复治疗的整个过程中发挥着非常重要的作用。

二、各种作业疗法定义的共同要点

（一）治疗对象

1. 躯体和精神障碍者　在19世纪初期作业疗法是以躯体障碍为对象的,以后开始重视精神障碍,并逐渐将两者共同纳入作业疗法的治疗对象。

2. 预测有躯体和精神障碍者　有人认为康复应从预防开始,所以被预测有躯体和精神障碍的人群也是作业疗法的对象,以提高其健康水平,避免残疾的出现。

（二）获得主体生活能力

所谓主体生活是指每个人根据其不同需求、不同情况,所具备的有价值、有意义、有重要手段的生活。通过作业疗法使患者达到上述目的。

（三）各种功能的恢复

人们需要多方面的功能以维持日常生活,对躯体和精神功能低下者,要根据其障碍程度、障碍特点,安排作业治疗内容,以最好的治疗手段解决最多的问题,最有效地改善其功能,达到最好的康复治疗目标。

（四）运用有维持和开发作用的作业活动

躯体和精神障碍者因其损伤的部位和程度不同,恢复的程序和程度也不同,心理状态对其恢复也有很大影响。为了最大程度地维持患者的功能、恢复或代偿失去的功能,要选择具有治疗作用的、适当的作业活动进行训练,以便产生疗效。

（五）进行治疗、指导及帮助

作业疗法是医疗的一部分,通过作业活动达到治疗目的,还有促进健康的作用。给患者以个人生活和社会生活方面的帮助,有利于提高疗效,这一点是不可否认的。这种医疗方式由医疗机构向社区发展,保健和福利服务的协助由多职业的人员参与,形成广范的服务。这一群体由患者、周围帮助者、指导治疗者等组成。

（六）医患合作

作业治疗要从全方位来考虑,也就是要从身体、心理、社会的角度进行评定,然后采取相应的措施,进行相应的处理。治疗师和患者在作业疗法的治疗环境中作为两个重要组成部分,有治疗与被治疗的关系,也有相互合作的关系。患者要适应这种医患关系,积极配合治疗;治疗师要具有较强的理解力,要有爱心,要有判断及应变能力,要有高超的技术,并要营造出良好的治疗环境。

三、作业疗法的特征及其含义

（一）作业疗法的特征

从以上的介绍来看,作业疗法具有以下几个特征:

一是作业疗法同时重视精神和躯体两方面障碍。

二是作业疗法以许多作业活动为治疗、训练的手段。

三是作业疗法以调动被治疗者的自身潜能为出发点。

四是作业疗法要按照被治疗者的实际情况及需求,提出治疗方案,充分利用促进身心康复的各种辅助和代偿方法与手段。

(二) 作业疗法各特征的含义

第一个特征体现出人得以健康存在的基本点。这是人们公认的问题,是制定作业疗法总原则的根本前提。

第二个特征是作业疗法职业生命的基本特征。作业和活动与人的职业、兴趣有关,而且在人的精神、躯体、社会、障碍的恢复和重建中起着重要作用。作业疗法要选择适合个人特点的作业和活动作为治疗、训练的手段。

第三个特征源于"使用你的本质(use your self)"理论,各个不同时期、不同时代、不同地区及不同国家应用的方法不同,有化学疗法(药物)、外科疗法(手术)、物理疗法、精神疗法等。治疗者和被治疗者要共同利用患者和障碍者本身的潜在能力和精神深处的东西,使其应有的能力、兴趣、特性被充分调动出来,达到有效治疗水平。

第四个特征是第二个特征的延续,以往没有作为单独的特征被人们提出,随着现代社会的发展,逐渐被作为一个特征来应用。从人的能力和个人的独立性两者的相互关系来看,把这种能力作为可能的潜力来考虑,患者和障碍者具备残存能力、可开发的能力和代偿能力。残存能力是被利用、维持、发展的能力;可开发的能力是与治疗者的判断密切相关的、潜在的、通过诱导可恢复的能力;代偿能力是经医疗努力不可恢复而只能靠代偿的能力,包括患者自身其他能力的代偿和自身以外的代偿,如手指和身体瘫痪者用假肢、夹板、矫形器代替肢体功能。经过这些代偿,不仅可满足躯体功能的需要,还能使患者在心理上得到安慰,改善精神状态。

(三) 作业疗法特征对职业人员的要求

上述四个特征,除第二个特征必须由工作人员完成外,其他各项任何人都可完成。也就是说,作业疗法并非是作业治疗师专有的业务,许多人都可参与。之所以介绍作业疗法的特征,是要有关人员清楚,把握好这些特征,有利于制定康复评定和治疗计划,使得康复治疗能顺利进行;也正是由于这些特征决定了作业疗法与其他职业的不同点。

作业治疗师的培养和作业疗法队伍的组成,是在有序的情况下进行的。在许多国家作业疗法通过《物理治疗师与作业治疗师法》,以法律的形式确立为医疗的一个专业分支,学生由专业学校培养3年或以上,通过国家考试,具有中等专业以上学历,获得作业治疗师资格。

第二节 作业疗法的服务与工作内容

作业疗法服务的种类分为对康复对象的直接服务、间接服务和与之相关的其他工作三个方面。

一、直接服务

直接服务是与患者作业治疗直接相关的工作内容,包括评定、制定治疗计划、对患者和家属的宣教与指导、开展治疗、辅助具的使用等。

(一) 评定与制定治疗计划

评定指治疗师与康复对象进行交谈、观察、检查、测量,将相关信息进行总结、归纳,最后得到整体判断的过程。其中还包括解决康复对象存在的问题点和对治疗中的危险因素的管理。

在完成评定的基础上,治疗师要制定作业治疗的目标(包括近期目标、远期目标)和具体的治疗计划。近期目标指经过一段时期的作业治疗和训练,在某些问题上可能达到的康复效果,即阶段性目标;远期目标应是在院康复治疗结束或出院时所达到的效果,也就是康复对象通过作业治疗可能达到的最佳状态。治疗计划是完成上述目标所要采取的技术手段和整体安排。

康复治疗计划要围绕康复目标进行确定,要有针对性、时间性、节律性、实际性和可完成性。康复治疗计划是康复目标实施过程中的基本策略,在康复治疗过程中要严格遵守。康复治疗计划的正确与否关系到康复治疗的效果。

(二)宣教与指导

为了便于康复对象理解和配合治疗,在实施治疗前,治疗师要向康复对象说明治疗的目的,解释所要采取的手段,提出需要注意的问题。这就需要治疗师提供大量的信息,以便让康复对象从中选择,自己作出决定。在获得康复对象的同意后进行治疗的过程中,仍需要根据具体情况,随时进行解释说明与指导。在对康复对象的指导、教育与解释说明的同时,也要向其家属和与其相关的人员如工作中的领导、同事,学校的班主任等进行指导教育。对患者出院后的指导,还要获得家属的理解,尤其需要指导家属对重度患者出院后进行相关的辅助护理。

(三)治疗

作业疗法包括治疗师的手法治疗,利用各种治疗器械、各种游戏用品、作业活动用具和日常生活活动能力训练用具的作业活动等,以达到预期的治疗目的。

手法治疗有诱发运动出现、缓解肌紧张、扩大关节活动范围、缓解疼痛等多种方法;治疗用器械有站立台、OT桌、砂板磨、滚筒、模板钉、手指功能训练器、握力器训练床、矫形镜、认知功能训练用具等;治疗游戏有各种球类、各种棋类、套圈等;作业活动用具有马赛克工艺用工具及材料、皮革工艺用工具及材料、雕塑用工具及材料、铜板作业用工具及材料、陶艺用工具及材料、木工用工具及材料、编织用工具及材料、书法用工具及材料、绘画用工具及材料等;日常生活活动能力训练用具有坐便器、淋浴器、炊事用工具及材料、扫除用具、电话、电视、电脑、洗衣机等。

(四)辅助器具使用和环境改造的指导

患者经常使用的矫形器、假肢、轮椅、拐杖、自助具等辅助器具在制作完成后,需要进行调试、训练,以达到使用的目的。治疗师应根据具体情况进行大小、形状等方面的调整,以适合于患者使用,并要验证其适用性。

环境改造包括患者家庭生活环境和社会生活环境的调整,是患者回归家庭和社会的重要环节。环境改造应在全面评定患者各种功能的基础上进行,需要治疗师调查患者的生活状况,判断住宅及设施是否适用于轮椅、特制床、升降设施等的使用,提出适合患者生活的环境改造建议,如需对住宅中的浴室与厕所加设扶手、拉门,去除走廊和房间的台阶等。

二、间接服务

间接服务是指与患者作业治疗间接相关的工作内容,如各种会议、工作记录、器械和卫生管理等。

(一)会议

会议包括与相关治疗科室联合举办的评定会和专业的病历讨论会。

1. 评定会　康复评定会是康复流程中一个很重要的环节,通过评定会可以掌握患者存在的问题点、确定康复目标、制定治疗计划,有利于康复治疗小组中各成员的相互了解和合作,以保证康复治疗的顺利进行。评定会由康复医师主持,康复治疗小组全体成员参加,如物理治疗师、作业治疗师、言语治疗师、心理治疗师、假肢与矫形器师和社会工作者、康复护士等。

作业治疗师参加康复评定会的时间根据患者住院时间及病情来确定,没有统一的时间间隔规定。一般在一个住院周期中要完成初期康复评定会、中期康复评定会和末期康复评定会。各期康复评定会的内容有所不同。初期评定会主要是总结归纳康复问题点、制定康复目标和康复治疗计划,确定康复治疗方法;中期评定会重点是总结治疗经过,指出仍存在的问题,提出下一步治疗的计划与建议,是否要修改康复目标;末期评定会总结在院康复治疗的整个过程,障碍改善的情况,提出出院后进一步康复训练的方法和建议。

2. 专业研讨会　专门由作业治疗师参加,对病历进行专业性的讨论、评定,并检查治疗方案是否合适,从而制定出更适合于患者的治疗计划的专业性会议。

(二)工作记录

1. 诊疗记录　病历记载包括治疗师对患者检查测定的结果、对障碍的评定、康复目标(长期、短期)、治疗方案、治疗经过以及病人的反应等。诊疗记录至少应保存到相关规定的最低年限。工作记录中的患者个人信息及个人隐私,若无正当理由不得向他人泄露。

2. 日报与月报　指每日、每月向医疗管理部门提供的有关信息。

(三)器械和卫生管理

常规保养中,最重要的是保证器械的安全性。卫生管理指对治疗环境的清洁,防止院内交叉感染,应急急救器械的配备及制定器械使用的操作规程等。

三、其他工作

(一)教学和科研

作业疗法作为康复治疗专业之一,同样应包括治疗、教育与研究三个方面。教学的主要目的是要培养更多的符合岗位要求的作业治疗师。治疗师的培养、教育应从学生做起,包括专科生、本科生、研究生等,同时也要进行在职人员的培养、教育。

科研是提高作业治疗质量的方法之一。主要目的是开发新的治疗方法、更新治疗技术、增强治疗效果。要达到这样的目的,需要进行大量的调查和研究。

(二)运营管理

作业疗法的运营管理基本同物理疗法的运营管理。需要注意的是,要根据作业疗法的专业特点进行管理。应按照业务范围大小、业务的内容等决定人员、设备、经费等的配备和使用,具体办法可参考物理疗法部分。

第三节　作业疗法的应用范围

作业疗法的应用范围很广,人生各个时期的多种疾病及障碍,均可通过作业活动加以解决,帮助康复。

一、婴幼儿期

(一)骨科疾病
包括骨折后肢体功能训练、截肢后假肢使用训练、骨骼异常所需支具的制作及训练等。

(二)神经系统疾病
包括增强肌力、扩大关节活动范围、调整运动模式、改善日常生活动作、制作辅助具及其使用训练等。

(三)内科疾病
改善长期住院者的生活环境,防止功能低下,克服孤独感,进行功能训练。

(四)心理障碍
改善孤独症患者和各类残疾人的心理状态及情绪。

二、青少年期

(一)骨科及内科疾病
包括骨折后肢体功能训练、截肢后假肢使用训练、骨骼异常所需支具的制作及其使用训练,改善长期住院者的生活环境,防止功能低下,克服孤独感、进行功能训练等。

(二)精神疾病
包括精神分裂症、抑郁症、神经症及各种精神躯体症状等的辅助治疗。

(三)神经系统疾病
包括增强肌力、扩大关节活动范围、调整运动模式、改善日常生活动作、制作辅助具及其使用训练等。

三、成年期

(一)骨科及精神、神经系统疾病
包括增强肌力、扩大关节活动范围、调整运动模式、改善日常生活动作、制作辅助具及其使用训练等。精神分裂症、抑郁症、神经症、精神躯体症状的辅助治疗。

(二)劳动创伤的预防
防止腰部损伤及器械损伤。

(三)成年后的生活设计
兴趣的开发,维持健康的各种运动,职业前准备。

(四)成年病的预防
注意饮食和体力消耗之间的平衡,对疾病早期发现、早期治疗。

(五)内科疾病
改善长期住院者的生活环境,防止功能低下,克服孤独感,进行功能训练。

四、老年期

(一)延缓衰老
防止体力、耐力低下,指导预防疾病的各种体育运动,减轻心理负担,克服孤独感。

（二）精神疾病

精神分裂症、抑郁症、神经症、精神躯体症状的辅助治疗。

（三）神经系统疾病

包括增强肌力、扩大关节活动范围、调整运动模式、改善日常生活动作、制作辅助具及其使用训练等。

（四）骨科及内科疾病

包括骨折后功能训练、截肢后假肢使用训练、骨骼异常所需支具的制作及功能训练，改善长期住院者的生活环境、防止功能低下、进行功能训练等。

第四节　作业疗法的应用目的

一、运动的作用

人作为一种高级动物，在生存期间不可缺少地要进行运动，无论是正常状态，还是疾病、障碍状态，都离不开运动，正常状态下适当的运动可以提高代谢能力、延长生命，疾病状态下的适度运动可以调动机体的潜能，帮助机体恢复功能。

二、作业疗法的目的

作业疗法顾名思义就是通过作业的手段达到治疗的目的，这种目的是有针对性的，要从生物－心理－社会－文化诸方面全方位地考虑，这样才有可能真正做到对患者与身体障碍者进行全面、系统、有成效的康复。

第一、作为精神障碍者的特殊治疗，给这部分患者创造发展人际关系的机会，改变精神状态，升华感情。

第二、恢复身体功能，改善关节活动范围，提高肌力及患肢的运动、感觉功能，改善平衡及协调功能等。

第三、提高日常生活自理能力，如饮食、更衣、转移、个人卫生及交流能力等。

第四、提高身体障碍家庭主妇的家庭用品使用能力，使家务劳动简单化，提高生活质量。

第五、评定患者职业前的精神状态及其适应社会的能力、兴趣、作业习惯、技能并加以适当的解决，为回归社会做准备。

第六、调动患者做长期治疗的积极性，提高其耐力，使患者能较平稳地进行"角色"转换。

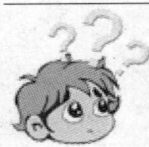

思考题

1. 联合国提出的作业疗法的定义是什么？各种作业疗法定义的共同点有哪些？
2. 作业疗法的服务内容有哪些？
3. 作业疗法的应用范围有哪些？

（桑德春）

第二篇　物理疗法概论

第一章 物理疗法的历史沿革

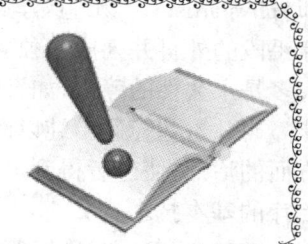

学习目标
1. 了解物理疗法与康复的关系。
2. 了解物理治疗师和物理治疗技术的发展过程。
3. 探索物理疗法及其相关技术的发展方向。

物理疗法是随着各种伤病的不断出现而产生和发展的,从方法上、技术上经历了一个逐渐完善的过程,成为康复治疗的主要方法之一。

第一节 物理疗法和物理治疗师

一、物理疗法的诞生与发展

物理疗法伴随着康复医学的诞生和发展,经历了从无到有,再到不断完善的过程。

1914年~1918年的第一次世界大战期间,出现了大量伤员,带来了许多康复问题。为了提高伤员回归家庭和社会的能力,物理疗法等康复治疗方法逐渐形成或完善。1917年美国陆军成立了躯体功能重建部和康复部,成为美国第一个专业康复治疗机构,物理疗法得到应用。1918年美国国会通过了战伤者康复法,为战伤者创建了许多治疗设施,同时进行职业康复训练。1920年,建立了职业康复方法(Smith-Fess法)。

1920年~1930年,由于脊髓灰质炎在世界范围的大流行,造成小儿麻痹症患者人数增多,使许多医务人员着重致力于脊髓灰质炎的治疗工作,骨科医生和物理治疗师的数量也随之增加。为了满足物理治疗发展的需要,美国在1920年成立了物理治疗师协会。

1942年,第二次世界大战使得残疾人数进一步增多,康复的理念和方法得到了人们的普遍认可。在美国纽约召开的全美康复讨论会上,对康复下了第一个定义:康复就是使残疾者最大限度地恢复其躯体的、精神的、社会的、职业的及经济的等方面的能力。康复的内涵和理念为更多的人接受。

从1943年开始,康复医学的方法不断在康复机构和社区中应用,同时也渗透到社会福利机构、职业康复训练之中,医学康复逐步纳入到法律程序中,规范了康复医疗行为。

1943年~1944年,Rusk,H.A.博士等提出了新的理念:康复不只是疾病与伤残的恢复,而主要是让战士适应环境重返岗位。在这种思想指导下,许多战伤患者能够早期出院、早期返回工作岗位。1943年,与物理医学相关的巴拉克委员会(Barach Commitee on Physical Medicine)向世界倡议加强物理医学医师、物理治疗师和作业治疗师的教育,为康复专业人才培养和发展起到了推动作用。1944年后物理疗法治疗技术的应用范围更加广泛,不仅用于战伤者的治疗,也用于为普通百姓的常见病治疗。

1947年,康复医师的资质通过了美国医师协会(AMA)的认证。美国物理医学会更名为美国物理医学与康复医学会,同时制定了康复医学专业医师的培养制度,出现了专业康复医师(physiatrist)。物理医学作为医疗的一个部分,与使用药物治疗的内科及以手术为主要治疗手段的外科并列成为独立的专业。物理医学的工作对象主要针对运动功能障碍,但其中大多是永久性的障碍,如脊髓损伤、截肢、脊髓灰质炎后遗症、脑瘫、脑卒中等导致的各种功能障碍。这些障碍单纯以医疗手段是不能解决所有问题的,必须配合心理、社会、职业等多方面的治疗,使患者得到全面康复。物理医学逐渐成为康复医学的重要组成部分,成为康复治疗的基本技术。

1950年,Rusk H. A. 等将物理治疗对象限定为运动功能障碍和部分内脏功能障碍者,指出康复医学是从医学角度为功能障碍者提供的康复医疗服务,提出了康复治疗组的工作方式(team work),并向全美康复界推广。

1962年,美国物理治疗协会将物理疗法定义为:物理疗法为利用治疗体操、温热、光线、按摩、电等的治疗科学。其治疗目的是改善血液循环,预防和改善障碍,最大程度地恢复肌力和运动协调功能。治疗内容中不仅包括最基本的关节运动,还包括为改善身体移动和提高步行能力等,各种治疗均要在检查、评定的基础上进行。

1973年,美国将职业康复法更名为康复法,指出残疾人的人权不能因为其障碍而受到限制,应同样得到尊重。康复目标不再仅是回归家庭,还要使功能障碍者尽可能地独立生活、参与社会。20世纪70年代后,康复医学专业得到了迅猛发展,康复医学的临床、教育、研究工作取得了长足的进步,康复医学得到全社会的重视和认可。物理疗法作为医疗康复的一个组成部分,为提高残疾人运动功能和生活自理能力等提供了有力的帮助。

二、物理治疗师及其组织

物理疗法是康复治疗的手段之一。通常在康复医师明确诊断后和指导下,物理治疗师根据患者的实际需要,选择适宜的治疗项目,开展康复治疗活动。下面以率先形成这种制度的美国为例,简单介绍物理疗法和物理治疗师的发展过程。

在美国,第一次世界大战之后,物理治疗师作为医师的助手对伤残者进行康复治疗、训练,并在实际工作中提高了自身的能力和作用,不久便得到社会的认可,逐渐成为一个专门职业而迅速发展起来。

1918年,为了解决第一次世界大战的伤员的诸多问题,在美国的一家综合医院(Walter-Reed General Hospital)开设了教育课程,以培养训练战伤员的治疗师。起初参加培训者为护士和普通女性,因而称为妇女辅助医疗援助(Women's Auxiliary Medical Aides)。以后,随着培训和工作范围的扩大,改称为再建援助(Reconstruction Aides)。

1922年,因为有许多男性治疗师也参与了此项工作,故将该组织的名称确定为美国物理治疗协会(The American Physiotherapy Association)。

1926年，各州内的物理治疗师登记、注册，加入了美国物理治疗协会，并且得到了协会的任可。

1927年，美国纽约大学第一次开设了培养物理治疗师的课程，开展了物理治疗师的教学工作。

1936年，规定了物理治疗师学校的入学标准：①在大学专攻生物或物理学至少两年或已经获得60个学分。②护理学校或体育学校的毕业生。

1940年开始，开设了物理治疗师的4年制大学课程。

1951年，在哥本哈根召开了世界物理疗法联盟大会，参会者有英国、美国、挪威、瑞典、丹麦、芬兰、前西德、加拿大、新西兰、澳大利亚、南美等国家和地区的物理治疗师代表。

1960年，美国物理治疗协会规定了美国物理治疗师的最低学位为学士的标准。

1971年，制定了全美物理治疗师的法律和制度。

1982年，美国物理疗法协会提出目标，到1999年将物理治疗师的教育基本标准为硕士水平。美国的物理治疗师通过不断推广、运用自身技术和完善教育内容，得到了社会的认可，并以其先进性活跃在国际康复领域。

另外，同样在物理治疗方面做出贡献的英国，物理治疗师队伍的发展是从1890年的女性按摩团体开始，经过多年的努力，逐步丰富了治疗内容、扩大了业务范围，把运动疗法、电疗、光线疗法、水疗等作为物理治疗的基本方法。1942年英国国王公开承认了该组织，把原按摩职业团体改为物理治疗师团体。物理治疗师的培养、教育、准入、认证等有明确的规定。

发达国家物理疗法的发展大多经历了与美国相似的过程，物理治疗师是随着物理疗法的发生、发展而产生和发展的。物理疗法技术体系的形成，大约要经历30~40年发展，才达到社会认可的程度。

第二节　物理疗法技术的发展

物理疗法的各种治疗技术，是在物理治疗的过程中，根据不同的治疗目的得以开发、使用和发展起来的。随着时代的变迁，各项治疗技术依据自身的特点，也逐步发展起来（表2-1-2-1）。从某种意义上讲，在每一项技术的发展过程中，或多或少地能够衍射出物理疗法的发展历程。

一、理疗技术的发展

理疗是利用冷、热、水、光、电、磁等物理因子，达到缓解疼痛、改善循环和放松目的的治疗方法。理疗可分为温热疗法、水疗、光线疗法、电疗和寒冷治疗等。

理疗的方法中，绝大多数属于被动性治疗。在以改善各种活动为目的的物理疗法中，理疗的技术一般不单独使用，而是与运动疗法并用，如水中运动疗法，就是把水的温度、浮力等特性与运动疗法相结合的治疗方法。

理疗的各项技术与临床医学的其他治疗方法一样，也经历了发生、发展的过程，详细参见本套教材《理疗学》。

表 2-1-2-1 物理疗法技术的发展

时代	年代	技术	应用领域
古代	前 3000~200 年	太阳 热 电 水 温泉 徒手 体操	自然疗法
中世纪	500~1200 年	解剖生理学病理学等的基础医学的确立	宗教、哲学
文艺复兴时期	1300~1600 年	日光、光线疗法　温热疗法　电疗法　水疗法　温泉疗法　按摩　治疗体操	内科、外科
近代	1700~1800 年	↓	内科、外科、骨科 内科、神经内科、外科、骨科、儿科、物理医学科、物理医学和康复科等
现代	1900 年~	运动疗法+理疗	

二、运动疗法技术的发展

运动疗法(therapeutic exercise)是通过躯体的各种形式的运动,达到维持和改善各器官和系统功能的目的。在主动和被动运动形式中,更加注重主动运动,以自主运动为主,合理地运用被动运动。通过开发、利用患者功能的运动,促进身心功能的恢复,达到防治疾病的目的。运动疗法技术伴随物理疗法和康复医学的发展不断完善,成为康复治疗的基本技术,形成了自身的技术体系。

(一) 我国古代的运动疗法

在我国古代,人们已经认识到运动可以增进健康,延长寿命,治疗各种疾病。早在《吕氏春秋》中就提出,"流水不腐,户枢不蠹。动也。形气亦然""形不动则精不流,精不流则气郁"。古代的中国武术被认为具有解除疼痛和其他病症的功效。中国古代医书《黄帝内经·素问》也在论述瘫痪、麻木、肌肉挛缩等疾患的治疗时,提出应重视用针灸和体操、气功、自我按摩、导引术等进行功能上的治疗。马王堆汉墓出土的《帛书》中的《导引图》绘有多种医疗体操,并注明各种医疗体操的名称及其主要治疗的疾病。汉末名医华佗指出:"动摇则谷气得消、血脉流通、病不得生,譬犹户枢,终不朽也。"他根据民间"熊经鸟伸"等导引之术,模仿虎、鹿、熊、猿、鸟五种动物的动态姿势,编成"五禽戏"用以治疗疾病和健身。

(二) 西方国家的运动疗法

古希腊的希波克拉底时代,人们就认识到通过增强肌肉力量的训练,可以促进肌力恢复和改善精神状态,便开始利用散步、骑马、相扑、格斗、呼吸体操等进行治疗。罗马时代,Galen 观察分析了体力、运动持续时间、运动频率、使用辅助器具、障碍的部位等对疾病和治疗的影响,指出应采取适当的运动方式和方法防病治病,过度的运动不仅有损于健康,还会引起疾病。在这种思想引导下,将运动作为治疗技术应用于疾病的治疗中,推动了罗马时代运动疗法技术的顺利发展。到了文艺复兴时代,古希腊和罗马时代的运动疗法技术伴随着印刷技术的发展,通过书籍的发行传播而得到世界上更多人的认识,使得运动治疗技术在更广的范围被应用,在应用中逐步完善。

16世纪，法国外科医生 Ambroise Paré 利用运动疗法开展了骨折后肢体功能恢复的治疗，建立了骨折后康复治疗的新技术。

18世纪，Friedrich Hoffman 出版的医学专业书中强调了运动体操是维持和恢复健康的良好方法。继而，法国的 Nicolas 针对肌肉、骨骼系统的运动进行了研究，制定了佝偻病患儿姿势矫正的基本标准。Joseph-Clément Tissot 以解剖学为理论基础，提出了增强减弱肌肉的肌力训练、被动运动改善强直了的关节活动范围、呼吸训练等运动治疗方法。1780年，出版了关于运动治疗的专业书籍，指出了外伤性患者长期静卧病床可导致关节挛缩、压疮等的弊端，提醒外科医师要把运动疗法作为包括手术治疗在内的整体治疗的一部分。

1813年，斯德哥尔摩的 Ling 在欧美率先开设了"体操研究所"（Central Institute of Gymnastics），对运动体操进行了深入研究。该研究所确定了治疗体操的起始和结束的肢体位置、运动强度、运动速度、运动节律、运动方向等，将用于疾病预防和疾病治疗的体操与一般的体操进行了区别。1847年，Ling 的学生对这些工作进行了科学的总结，完成了《运动疗法》（kinesiotherapy）一书，"瑞典体操"得到了推广。在此以后，苏格兰的 Gustav Zander 等，利用器械开展了运动疗法，促进了器械运动疗法的发展。

1886年，Duchenne 提出了"运动生理学"理论，阐述了身体肌肉运动的机理，认为可以针对麻痹、肌肉萎缩、关节变形等，采取合理的特殊刺激、运动疗法及身体功能缺损的弥补法等进行治疗，标志着近代运动疗法的开始。到了19世纪的后半叶，Bonnet 采纳了 Tissot 的观点，指出关节疾患的绝对制动只能是临时性措施，并编写了关于运动功能训练的教科书。

1854年，Scott 兄弟把步行运动训练应用到内科心脏疾患的治疗中，提出了规律性运动治疗的基本方法。Hirshberg 把运动疗法应用到神经病学领域，将偏瘫的恢复过程划分为3个阶段，提倡分阶段实施被动运动、肌肉再教育、自主运动、步行训练，并创建了针对某些疾病所致共济失调的运动疗法。

1889年，Frenkel 提出了关于脊髓结核导致运动失调的理论，强调患者与健康人相同，健康者可通过区分细微的感觉来完成复杂的运动，患者也可利用残存的感觉通过反复的运动练习改善运动的协调性，提高运动能力。

1904年，Klapp 采用匍匐运动矫正法治疗脊柱畸形，得到了人们的认可，并被广泛应用。

1907年，Lovett 医师提出了徒手肌力检查法，作为肌力评定和判断肌力训练效果的指标。Wright 医师等开发了运用拐杖等进行移动训练的运动训练技术。在这个阶段，温水中的运动训练方法开始出现。许多骨科医师注意到，对病态的肌肉进行过度训练具有危险性。

以上这些理论和方法，对运动疗法的发展和完善产生了较大的影响。

20世纪上半叶，在两次世界大战中出现了大量外伤患者，带来了战伤所致的各种功能障碍者的康复问题。对此，许多国家开展了手术、护理、功能恢复等系列治疗，运动功能训练作为促进功能恢复的重要手段得到了广泛应用。在第二次世界大战期间，许多医务工作者再一次认识到伤病后静养的弊端，不及时康复治疗所发生的废用综合征等严重问题。强调要进行全身运动的整体治疗，在治疗原发伤病的同时防治并发症，取得了显著的疗效。截肢患者的假肢制作、配戴和功能训练等也积累了较丰富的经验，推动了康复工程的发展。

1930年以后，运动疗法在内科、外科等许多临床学科的各类疾病的治疗中应用。外科医师认识到术后早期离床对功能恢复、提高疗效的益处。1936年，Sellors T. H. 针对呼吸系统肺结核、肺肿瘤、哮喘、肺气肿等疾病制定了呼吸运动治疗计划和方法，同时指出心脏疾患的患者可以通过步行和其他相关运动训练改善功能。

从1940年开始,针对偏瘫和脑性瘫痪等中枢性神经系统损伤,开始利用神经生理学的方法进行研究,建立了以神经生理学为基础的运动疗法技术学。指出对这类疾病不能单靠增强肌力的训练改善运动功能,而是要通过神经生理学的各种方法,建立良好的运动模式来提高治疗效果。神经生理学方法的各种理论有许多共同点,综合利用各种治疗技术可以提高治疗效果。这些方法在运动疗法领域中备受关注,得到了广泛应用。

1940年初,Temple Fay提出了应用反射运动模式作为治疗方法,即利用原始反射运动,通过被动运动和被动姿势体位,使之发展成为基本的主动运动模式。为发展交替的爬行运动,甚至高级的步行运动奠定了基础。英国的Bobath夫妇,将抑制原始性紧张性反射、促进翻正反射和平衡反应的促通方法,应用到了脑瘫患者的治疗中。

1945年DeLorme的渐进性抵抗运动、1953年Hettingere和Müller的短时间等长运动等增强肌力的运动理论显现了较好的治疗效果,被迅速地推广应用。

1946年,Herman Kabat开发、建立了配合患者自主运动给以本体感觉刺激的神经肌肉促进法(proprioceptive neuromuscular facilitation, PNF),即利用牵张、关节压缩和牵引、施加阻力等本体刺激和应用螺旋对角线的运动模式来促进运动功能的恢复。Knott,Voss等根据这些技术的基本原则,将垫上训练、步行动作训练等应用到治疗中,患者在运动学习和获得协调性能力控制等方面取得了良好效果。

1951年,物理治疗师Brunnstrom在认真观察、研究偏瘫患者的治疗过程中,总结出了偏瘫患者恢复的阶段、规律,创建了偏瘫运动功能的评定方法,开发了由一个阶段到下一个阶段的治疗训练技术。Brunnstrom的理论和技术开辟了偏瘫康复治疗的新时代,对现代康复医学的发展产生了深远的影响。

1940年~1954年,Rood M.S.通过反射活化肌肉的随意或不随意运动,将促通或抑制方法用于治疗脑瘫患者。通过活化肌肉的运动,增加了深部感觉刺激,并通过准确的感觉刺激诱发出特定的运动反应,达到了治疗目的,成为运动疗法的基本技术。

上述一系列运动疗法手段,扩大了治疗疾病的范围,逐渐成为运动疗法的核心技术。打破了以往仅是单个关节运动得到恢复的治疗目标,强调应促进整个肢体或全身运动的恢复。

1968年~1974年,德国学者Vojta注意到脑性瘫痪发育过程中的主要问题是缺乏一种复合性的爬行运动模式。他进行了大量研究,创建了通过应用反射性爬行移动与反射性翻身运动来促进患儿的协调能力,使其获得较高水平的运动能力的方法。他还提出以Vojta的七种姿势反射对脑性瘫痪和脑损伤性疾病进行早期诊断,强调对中枢神经系统损伤早期发现、早期治疗的重要性。

20世纪70年代的后半期,Mac Conaill等对被动运动和主动运动过程中伴随骨关节运动出现的关节内的滑动、旋转和滚动等进行了研究,建立了运用这些关节囊内运动的正常机理进行运动评定和治疗的技术,应用于脑卒中、脑性瘫痪、脊髓损伤、截肢、慢性风湿性关节炎及其他伴有疼痛等疾患的治疗中。这些技术弥补了运动疗法的不足,不仅促进了关节囊、关节韧带的直接伸展,也促进了神经肌肉的功能恢复,提高了肌肉运动能力。

20世纪80年代,物理疗法的基础研究更加细致、广泛。在肌肉生理学基础上,又在解剖学、肌肉组织化学、生化学、病理学、肌纤维再生学、生物学等领域开展了科研工作,取得了许多成果,建立了新的理论,为物理疗法提供了可靠依据,同时根据这些理论开发了许多物理治疗技术和方法,大大提高了物理治疗的效果。

(三)中西结合的运动疗法

我国从在20世纪80年代引进了现代康复医学的理念、方法和技术,近30年的发展过程中,医、教、研人员把我国传统的物理治疗技术与现代的物理治疗技术结合起来,摸索出了一些具有中国特色治疗方法和技术,在残疾人的康复中发挥了应有的作用。

随着科学技术和康复医学的发展,新的物理疗法技术将不断涌现,物理疗法技术会变得更加科学、更加实用、更加有效。

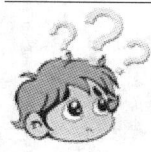

思考题

1. 物理疗法与康复的结合过程。
2. 运动疗法和理疗的发展过程。

(吴卫红 刘建华)

第二章 临床物理疗法

学习目标：
1. 了解物理疗法的基本概况及其作用。
2. 掌握物理疗法的方法和物理疗法的对象。

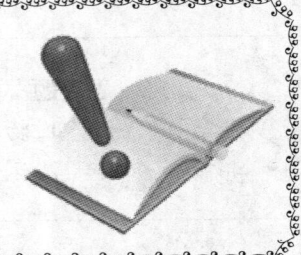

物理疗法因其独特的治疗方式和方法成为康复医学的基本技术之一，并在各类疾病的康复治疗中发挥着越来越重要的作用。

第一节 物理疗法及其作用

一、医疗中的物理疗法

在20世纪，随着医学和公共卫生事业的飞速发展，许多传染病得到了有效的预防，针对各种疾病的诊断、治疗技术以及新的药物等得到不断的开发，治疗效果明显提高，一些重症患者通过治疗得以延长生命。许多患者能够存活下来，但伤病所带来的各种功能障碍、后遗症和慢性疾病状态仍难以得到很有效的控制，于是产生了一个新的问题——残留永久性的功能障碍的患者数量逐渐增加。如何改善因伤病所致的各种功能障碍，提高患者的生活能力和生活质量，是摆在康复医疗工作者面前的一项非常艰巨的任务。

在这样一种状态下，在完成以内外科为中心的急性期治疗之后，物理疗法等康复医学方法紧跟其后，作为新的针对功能障碍的治疗手段开始出现，并逐步得到发展。

物理疗法是康复医学的一个专业，这一专业是包含着许多专业知识的一个集合体。它具有多样的技术和应用性强的特点。物理疗法与其他医学专业一样，受科学技术发展等各种条件的限制，有其局限性。这一专业要达到更加系统化，使得其基础理论知识更加丰富、系统，技术更加科学、实用，还需要长时间的努力，需要一个发展过程。

二、物理疗法的目标

物理疗法作为一项治疗技术，要达到以下目标。

(一)维持、改善末梢循环和组织代谢

特别是在四肢、躯干的组织损伤后,为了改善症状,应选择针对性的治疗措施,以保持全身组织的良好状态。另外,要注意给予局部刺激,激活局部代谢,促进损伤部位的恢复。这种治疗还可促进炎症组织渗出液的吸收,防止组织间的粘连。

(二)维持、改善关节的运动功能

保持充分的关节活动范围对维持和改善关节的运动功能是非常重要的。对于损伤的关节,要积极地扩大其活动范围,防止挛缩。需要指出的是,在改善关节活动范围、增强关节运动功能的治疗中要方法得当,避免再次损伤或造成误用综合征。

(三)维持、改善肌力

关节活动范围和肌力密切相关,不同的肌力对关节活动范围有不同的影响。肌力弱的状态下,关节难以达到全活动范围,被动活动也相应受限,最终导致关节挛缩。因此,针对弱的肌力,在其恢复到正常状况之前,要充分保持关节的活动范围;肌力增强的训练,最好以损伤部位为中心进行。在做肌力增强训练时,要在健康部位进行,避免活动损伤部位。

(四)调节全身状况

物理疗法的重要目的是要调节全身状况。除了损伤部位外,还应注意心肺功能等全身状况的维持和调节。物理治疗的方法不是单一的,针对躯体的任何刺激和负荷,都可以促进整体功能的恢复。所以,要加强和临床医生的沟通,充分掌握患者所持疾病的基础知识和疾病的状况,选择最恰当的治疗方法。

(五)改善症状

疼痛、浮肿、痉挛等症状,不仅限制患者局部的关节运动和肌肉活动,对全身活动能力也有影响。不同的患者、不同的治疗阶段,这些影响所出现的部位和程度各不相同,所以要在正确的康复评定基础上进行治疗。

(六)预防并发症

并发症可造成患者继发损伤,导致二次残疾。并发症包括局部并发症和全身并发症,这些并发症均可给患者的功能和康复治疗带来不利影响,应加以防治。比较常见的是废用综合征。废用综合征指全身或局部由于长期不使用所致的功能下降。废用综合征可发生于任何年龄,老年人更多见。废用综合征的特点是危害大、难以治疗。废用综合征的防治得到越来越多人的重视。

与康复有关的并发症种类很多,包括骨质疏松、肌肉萎缩、异位骨化、褥疮、关节炎、腰背痛、浮肿、体位性低血压、坠积性肺炎、尿路感染、尿路结石、精神心理功能障碍等。

(七)辅助器具的调整

需要应用辅助器具时,要向患者清楚地说明使用的目的和注意事项。辅助器具制作完成后需要进行调试和使用训练,使辅助器具充分发挥其应有的功能,这是物理治疗师的一项重要工作。

三、物理疗法的作用

物理疗法作为康复医疗的基本技术之一,是为了改善患者因伤病带来的功能障碍,促进日常生活活动的自理,提高生活的质量。

物理疗法有利于改善患者伤病部位的结构和功能障碍。其主要作用为减轻疼痛、改善关节活动范围、增强肌力等。除了改善基本功能外，还可以提高活动能力和参与家庭、社会的能力，帮助患者重新适应家庭和社会生活。

物理疗法是在康复评定、分析的基础上，发现能力障碍、功能障碍等问题，根据康复的问题点制定康复目标和治疗计划，并通过其他辅助手段，解决患者回归社会的问题。物理疗法在对患者的全方位治疗当中，发挥着如下特殊的作用。

(一)给诊断提供必要的信息

物理治疗师通过对患者的系统评定，可以给医生提供肌力、关节活动范围、认知等方面的医疗信息，帮助康复医师进行正确的诊断，制定合理的康复目标和治疗计划。

(二)帮助患者实现社会生活自理

根据患者的不同功能水平，对其进行日常生活活动的训练和指导，包括对家属进行必要的指导，促进患者实现社会生活中的自理，减轻家庭负担。

(三)促进病愈，缩短住院时间

作为一个独立的医学专业，可通过理疗和运动疗法减轻疼痛和炎症，促进疾病与创伤的早日治愈，还可以解除患者的痛苦，增强疗效，缩短住院时间。

第二节　物理疗法的实施

一、物理疗法的流程

物理治疗师接收病人后便开始进入物理疗法的流程(图2-2-2-1)。

物理治疗师首先要收集患者的资料，包括现病史、既往史、个人社会生活史、家族史、职业史、心理史等，要全面掌握患者疾病、家庭和社会的相关信息。

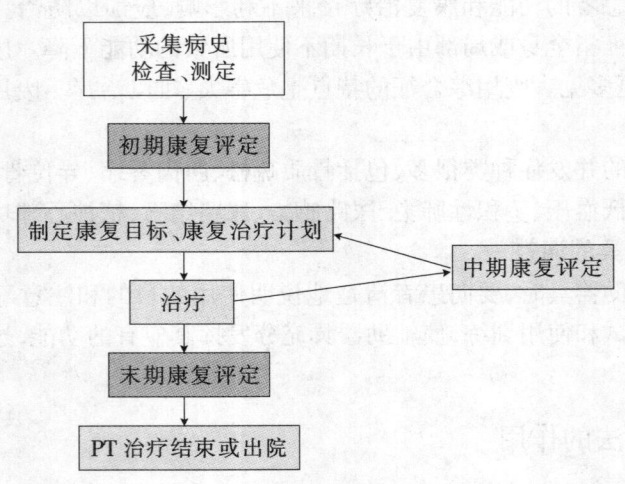

图 2-2-2-1　物理疗法的流程

物理疗法流程的第二步是要通过体格检查,客观掌握患者的身体功能状况,明确康复问题点。这一步骤包括对患者身体进行的检查和利用设备测试,要求详细准确,从物理治疗的角度上进行归纳、总结,并准备参加康复治疗组的讨论。

康复治疗组的讨论是以康复评定会的形式进行的。康复评定会由康复医师主持,康复治疗组全体人员参加,康复评定会上物理治疗师要发表对患者评定和治疗的看法,与其他主业人员交换意见,目的是确定正确的康复目标和计划,确保完成康复治疗内容。康复评定一般分初期康复评定、中期康复评定、末期康复评定。第一次康复评定称初期康复评定,重点是分析患者的康复问点和康复的有利因素与不利因素、明确康复目标、制定康复计划、确定康复治疗周期、判断康复预后和患者转归等。在患者治疗过程中进行的康复评定称中期康复评定,重点讨论患者治疗后的变化情况,分析各种变化的原因、目前的问题点、是否要修订康复目标和计划,确定下一步的治疗方法等。物理治疗结束或患者出院前的康复评定称为末期康复评定,重点是分析康复目标和计划完成情况、目前状况,进行出院后指导等。每次康复评定的时间根据患者的疗程确定,比如患者的疗程是三个月,可每一个月评定一次,遇有特殊情况可随时评定。每次康复评定后康复医师要开具康复处方,治疗组的成员按康复处方进行各自的治疗。康复治疗过程中,各位治疗人员仍需密切配合,严格按照康复处方的要求进行康复治疗工作。

需要强调的是,物理疗法的流程是和患者的整个康复流程相吻合的。康复治疗始终是以康复治疗组的团队形式进行的,治疗组的成员需要保持经常性的联系和沟通。物理治疗师要按照康复治疗组的整体要求,完成自己的工作。

二、物理疗法的评定

评定是物理治疗不可缺少的内容,是物理治疗的前提和基础。物理治疗师需要全面收集患者的信息,并通过观察、检查和测定进行综合性评定,根据评定结果寻找出康复问题点,制定康复目标和康复治疗计划。从康复医学的角度讲,检查(测定)、评估、评定的涵义有所不同,相对应的英文是 test & measurement 为检查及测定,assessment 为评估,evaluation 为评定,使用时应加以注意。评定的内容包括以下几个方面。

(一) 收集信息

物理治疗师应广泛地收集各相关专业的信息,并归纳总结。①患者的全面信息,如姓名、性别、年龄、出生年月日、种族、国籍、现病史、既往史、家族史、心理史、职业史、并发症;与疾病或障碍相关的危险因素等。②医师的疾病的诊断、病因、治疗原则、用药情况、现存的危险因素。③护士的护理原则、问题点、病房生活情况;作业治疗师的治疗原则、治疗内容、问题点。④社会康复工作者掌握的患者经济状况、职业史、特殊嗜好、宗教与教育背景、兴趣、工作环境、通勤交通状况、职业状况、家庭成员。⑤其他信息,如家庭房屋状况、辅助器具的使用情况、医疗保险情况等。收集信息是康复评定的第一步和基础。

(二) 躯体功能评定

功能(function)是指组织、器官、肢体等的特征性活动,如手的功能是利用工具和劳动;下肢的功能是支撑身体和走路;胃的功能是消化食物;脑的功能是思维等。各种功能均有自己的特征,是不能互相替代的。当本应具有的功能不能正常发挥时,即称为功能障碍(dysfunction)。躯体功能的评定有以下几方面内容。

1. 全身一般情况 有无疼痛、浮肿、发绀、褥疮、营养状况、精神状态等。
2. 躯体测定 包括身高、体重、头围、体重指数〔body mass index，BMI——体重 kg/(身长 m)、皮肤脂肪厚度、胸围、腹围、指间距、坐高、下肢长度、下肢周径以及患者的姿势等。
3. 运动功能
(1) 关节运动：关节活动范围(rang of motion，ROM)、有无关节挛缩等。
(2) 肌力：徒手肌力检查(manual muscle test，MMT)、握力、捏力、拉力等。
(3) 耐力测试：包括肌肉耐力、全身耐力测试。肌肉耐力分静态耐力和动态耐力。全身耐力包含最大耗氧量、无氧阈工作值、体力工作能力、运动负荷试验等。
(4) 协调性：有指鼻试验、轮替试验等。
(5) 平衡测试：有目测法、平衡仪测定法、步态分析法等。
(6) 应用运动检查仪器测试：包括神经运动发育检查、运动能力、动作分析等。

动作分析是指分析动作过程，推测功能障碍水平，制定改善动作能力的计划，评定治疗结果。方法包括：①运动描记：记录观察到的身体运动状态——运动模式。分别从各自的角度予以解释。②运动测量：测量完成某一运动课题所需的时间、测定一定时间内或一次性课题完成的量，以此反映出运动功能障碍和能力障碍的程度。③运动记录：利用摄像、录像装置将运动通过特定的荧屏形成图表。近年来已使用二维空间或三维空间的动作分析装置。

4. 神经系统检查
(1) 肌张力：改良 Ashworth 法等。
(2) 运动功能检查：徒手肌力检查、偏瘫患者的功能检查等。
(3) 反射：肌腱反射（膝腱、跟腱等）、病理反射（巴彬斯基反射、霍夫曼反射等）、姿势反射（原始的姿势反射、异常姿势反射）等。
(4) 感觉检查：
1) 一般感觉——浅感觉：痛觉、触觉、压觉、温度感觉等。
2) 特殊感觉——视觉、听觉、味觉、嗅觉、平衡觉等。
3) 本体感觉——深感觉：位置觉、运动觉、震动觉等。
4) 复合感觉——皮质感觉：两点辨别、足底感觉、立体认知、重量识别、皮肤描写感觉等。
(5) 高级脑功能检查：包括记忆力、判断力、定向力、计算力、理解力等。
(6) 失用：包括肢体运动性失用、意念性运动失用、结构性失用、穿衣步行失用等。
(7) 失认：视觉失认、视空间失认、听觉失认、触觉失认、身体失认等。
(8) 言语功能：包括失语症和构音障碍检查。
(9) 意识障碍：包括嗜睡、昏睡、浅昏迷、深昏迷等。可通过格拉斯哥昏迷量表(Glasgow Coma Scale，GCS)进行评定等。

5. 呼吸循环功能检查
(1) 呼吸功能：肺活量、最大呼气量、最大通气量、第一秒通气量占最大通气量比、呼吸商、通气血流比等。
(2) 循环功能：血压、心率、脉率等。

6. 客观检查
(1) 影像学检查：CT、MRI、胸部 X 线检查等。
(2) 实验室检查：包括血象检查、肝肾功能检查、血脂、血糖等以及尿液检查等。

(3) 电诊断：心电图、脑电图等。
(4) 超声学检查：B超、彩超等

(三) 能力障碍评定

能力障碍的评定主要指活动障碍评定，通常评定比较多的是日常生活活动能力。日常生活活动(activities of daily living,ADL)是指人们在生活中，为了照顾自己的衣、食、住、行和在社区中生活所必需的一系列基本活动。日常生活活动能力，则是从事这一活动的能力。日常生活活动一般分为基本日常生活活动(basical activities of daily living,BADL)和工具性日常生活活动(instrumental activities of daily living,IADL)。基本日常生活活动是指穿衣、进食、修饰、移动、保持个人卫生等活动内容。工具性日常生活活动是指在社区内或多或少地借助于一些工具所要完成的活动内容，如做家务、购物、驾车、去医院、室外活动等。需要指出的是，BADL反映较粗大的运动功能，适用于较重的残疾，而IADL反映较精细的活动功能，适用于较轻的残疾，在发现残疾方面较BADL敏感，常用于调查；BADL常用于医疗机构，IADL多用于社区；大多数IADL量表是在BADL的基础上加上IADL内容组成，而BADL则多数不含IADL内容。

1. 基本日常生活活动评定量表　此类评定量表较多，常用的有Barthel指数、功能独立性评定(functional independence measure,FIM)、PULSES评定量表、ADL指数、Kenny自我照料指数、功能状态评定系统(functional status rating system,FSRS)。其中，Barthel指数和FIM应用较广泛。

(1) Barthel指数：Barthel指数以前称马利兰残疾指数，是Mahoney和Barthel于1955年开始使用的，1965年首次发表，正式命名为Barthel指数。评定内容共10项，有进食、转移、用厕、洗澡、穿衣、控制大小便、平地行走、上下楼梯等。每个项目根据是否需要帮助或帮助程度分为0分、5分、10分、15分四个等级。得分越高生活独立能力越好，需要辅助量越小，可分为良、中、差三个级别。>60分为良，有轻度功能障碍，能独立完成部分日常生活，需要部分帮助；60~41分为中，有中等程度功能障碍，需要大量帮助方能完成日常生活活动；≤40分为差，有重度功能障碍，大部分日常生活活动不能完成或需要他人服侍。

Barthel指数是临床研究最多、应用最广泛的评定方法，其信度和效度已经得到广泛证实。其优点是简单实用、再现性和灵敏度较好，缺点是仅有运动方面的内容，缺乏认知等方面的内容。

(2) 功能独立性评定(functional independence measure,FIM)：FIM是1987年由美国纽约州功能评估中心提出的，并列入美国医学康复统一资料系统之中。该方法不仅评定了躯体功能，而且还评定了语言、认知和社会功能，已经在美国等多个国家应用，我国也在应用。

评定内容共分为18项，其中躯体功能13项、语言功能2项、社会功能1项、认知功能2项，采取7分制评分。FIM评分最低为18分，最高为126分，根据评分情况，可作下面的分级：126分为完全独立；108~125分为基本独立；90~107分为极轻微依赖或有条件的独立；72~89分为轻度依赖；54~71分为中度依赖；36~53分为重度依赖；19~35分为极重度依赖；18分为完全依赖。前两级可列为独立；最后3级可列为完全依赖；中间3级可列为有条件的依赖。

2. 工具性日常生活活动评定量表　常用的工具性日常生活活动评定量表有快速残疾评定量表、功能活动问卷、我国的IADL量表等。

(1) 快速残疾评定量表：快速残疾评定量表(a rapid disability rating scale, RDRS)是 Linn 于 1967 年提出的，于 1982 年修改，可用于住院和社区中的老年患者。其评定内容包括日常生活需要帮助的程度、残疾的程度、特殊问题的严重程度三个方面。日常生活需要帮助的程度中需要评定的有进食、行走、活动、洗澡、穿衣、整洁修饰、利用公共设施的适应性项目；残疾的程度中需要评定的有语言交流、听力、视力、饮食不正常、大小便失禁、白天卧床等；特殊问题的严重程度需要评定的有精神错乱、不合作、抑郁等项目。共 18 个评定项目，按其程度分 0~3 分共 4 个级别打分，最高分为 54 分，分数越高表示残疾越重，完全正常为 0 分，其余没给出标准。

(2) 功能活动问卷：功能活动问卷(the functional activities guestionnaire, FAQ)是 Pfefer 于 1982 年提出的，1984 年进行了修订，可用于社区老年人和轻症老年性痴呆患者。其形式为向家属问卷，内容有患者的每月平衡收支能力、算账的能力；工作能力；能否到商店买衣服、杂货和家庭用品；有无爱好、会不会下棋和打扑克；会不会做简单的事，如点炉子、泡茶等；会不会准备饭菜；能否了解最近发生的事件；能否参加讨论和了解电视、书和杂志的内容；能否记住约会时间、家庭节日和吃药；能否拜访邻居、自己乘公共汽车共 10 项内容，各项内容按其能力给 0~3 分打分。分数越高障碍越重，正常标准为低于 5 分，≥5 分为异常。

(3) 我国的 IADL 量表：这一量表是陶寿熙等 1992 年制定的供脑卒中患者使用的 ADL 量表，经过了信度、效度检验。该表包括床上活动、轮椅转移、吃喝、整洁修饰、穿脱衣服、大小便控制、上厕所、洗澡、会阴护理、上下楼梯、行走 10 米、开小药瓶取药后旋紧、一般家务、开关照明灯、锁门、打电话、接电源看和调电视频道、交谈阅读与书写、点算钞票、户外活动共 20 项内容。按 1~4 分评分，≤20 分为基本正常；21~59 分为轻度障碍；60~79 分为重度障碍；80 分为能力丧失。

单纯评定 BADL 时宜首先选用 Barthel 指数；如除需了解 BADL 情况外尚需要了解认知功能时可选用 FIM；需单纯了解 IADL 应首选 FAQ；需要了解 BADL 及 IADL 时可采用我国的 IADL 量表。

(四) 社会性障碍的评定

社会性障碍是指患者参与社会生活能力受限。评定内容包括生存质量评定、社会生活能力评定、职业评定等。

(五) 辅助器具使用的评定

检查辅助器具，如拐杖、轮椅、假肢、自助具、矫形器的配戴和使用情况，评定其辅助使用的效果。

三、物理疗法的手段

物理疗法包括利用力学原理治疗运动障碍的运动疗法和利用热、冷、光、电、磁、水等物理因素治疗各种疾病的理疗(图 2-2-2-2)。

在物理疗法的构成当中，没有绝对的核心，运动疗法占有较大的比重，其次重要的构成部分是与运动疗法有部分重复的日常生活活动训练，重复的部分包括步行、异常步行、轮椅动作等基本的日常生活动作的训练。日常生活独自的部分包含物理疗法师为患者的轮椅使用和房屋改造等所提供的帮助。

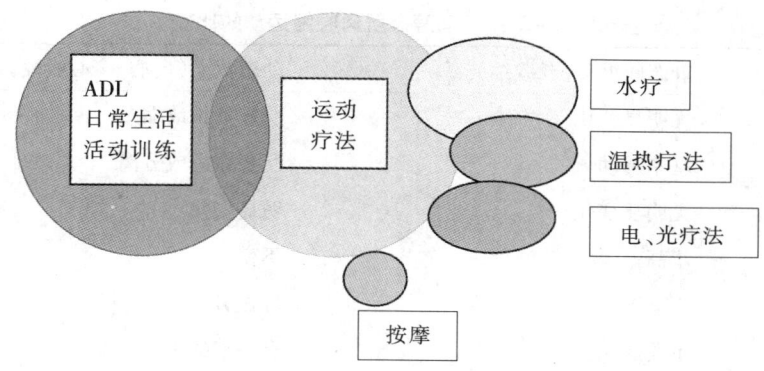

图 2-2-2-2　物理疗法的构成

(一)运动疗法

运动疗法(kinesiotherapy)是依据生物力学、人体运动学、神经生理与神经发育学的基本原理,利用力学的因素,对运动功能障碍的患者进行针对性的治疗与训练,以维持或开发各种功能或防止继发性功能障碍的治疗方法。运动疗法所要达到的目的主要有8个方面:①抑制在运动时不必要的肌肉活动,并使其松弛。②牵张挛缩的肌肉、腱、关节囊,扩大关节活动范围。③增强肌力和耐久力。④为保持适当的肢位和体位,改善神经肌肉功能,并进行再教育。⑤促进肌群相互间的协调性。⑥通过从卧位到立位再到步行的活动练习,获得基本动作能力。⑦提高体力,改善全身状态。⑧通过运动刺激改善心肺、肝脏等内脏功能。

近些年,随着康复医学概念的扩大,治疗的对象也更加广泛,物理疗法的目的也相应增加。

为了达成物理疗法的目的,在实施治疗的过程中要与患者充分交流,争取患者的配合,鼓舞患者提高治疗的欲望,以便得到最佳的治疗效果。

1. 运动疗法的运动学基础　运动是指由于肌肉收缩和关节活动,引起的姿势的连续变化。肢体的运动是由不同肌肉按照不同的形式收缩而产生的。根据肌肉在运动中长度的变化,将肌肉收缩的方式分为以下几种。

(1)等长收缩(isometric contraction):是一种肌肉的静态收缩形式。肌肉收缩时肌纤维长度不变,因此不引起关节运动,所作功表现为肌张力增高。当关节由于疼痛、骨折后固定、牵引等原因活动受到限制时,可采取这种方式快速提高肌力。

(2)向心收缩(concentric contraction):是一种肌肉的动态收缩形式。肌肉收缩时肌纤维的长度向肌腹中央收缩,使肌肉的起止点互相接近,也称为短缩性肌收缩(shortening contraction)。由于使产生关节运动的主动肌向心性收缩,便可引起关节运动,肌肉收缩时肌张力基本保持不变。

(3)离心收缩(eccentric contraction):是肌肉动态收缩的另一种形式。肌收缩时肌肉的起止点分离,引起关节运动,也称为延长性肌收缩(lengthening contraction)。是对抗关节运动的拮抗肌所产生的收缩。这种收缩方式可用于稳定关节、控制肢体动作或肢体坠落的速度,属于一种等张收缩运动。如需较快地增强肌力,大范围地扩大关节活动度,可选用向心、离心肌肉收缩训练。

上述三种肌肉收缩方式的区别、比较,见表2-2-2-1。

表 2-2-2-1 动静态肌肉收缩运动的比较

项目	静态收缩(等长收缩)	动态收缩(向心、离心收缩)
肌肉长度	无明显变化	明显延长或缩短
肌肉起止点	基本不动	互相靠近或分离
关节活动范围	无明显变化	明显变化
肌张力	增高	不变
全身疲劳	不显著	较显著
姿势的稳定	不受影响	有一定的影响
动作的复杂性	低、易掌握	较大
举例	站立时股四头肌收缩使膝关节伸直以维持站立	手持哑铃屈、伸肘

(4) 等动收缩(isokinetic contraction)：这是一种不用主观意识控制的肌肉收缩。在特定仪器的辅助下，运动时肢体带动仪器的杠杆围绕着与关节运动轴心相一致的机械轴心运动，关节的角速度为等速，在不同的角度力矩发生变化。仪器内部的自动机构保证肌肉收缩力越大时阻力也越大，肌肉收缩力越小时阻力也越小，阻力变化和肌力成正比，因而被称为调节性抗阻运动。

由于仪器的控制作用在训练时全关节运动范围内，肌肉收缩的速度恒定，也被称为等速训练。它定量准确、重复性好，可全面地锻炼肌肉。这种训练方式对提高肌力和耐力具有良好的效果。

(5) 等张收缩(isotonic contraction)：是指肌肉收缩时张力相对保持不变。可见于向心性收缩、离心性收缩、静止性收缩等情况。等张收缩适用于快速增强肌力、大范围地扩大关节活动度、全身性的活动、心脏功能障碍者的训练等。

2. 运动疗法中常用的运动方式

(1) 被动运动(passive exercise)：当患者没有能力克服自身重力或张力完成关节全范围的运动时，借助于他人、器械或患者健侧来完成运动称被动运动。被动运动可以使用的物体与助力方式有使用吊带、滑板、滑车、水的浮力等。通过被动活动可以维持关节活动度、防止粘连和挛缩、保持肌肉的弹性、防治骨质疏松、预防血栓、为主动运动做准备。

在做被动运动时，不运动的部位应充分放松，并放置于最舒适和正确的体位。拟活动的部位应方便治疗师操作。根据引起障碍的疾病的特点，决定活动的顺序是自躯体的近端至远端，还是自躯体的远端至近端。被动活动的基本手法是牵拉→挤压→平稳反复、缓慢地放松肌肉。

(2) 主动-辅助运动(active assistive exercise)：是在物理治疗师或机械设备的辅助下由患者通过主动的肌肉收缩来完成的训练。用以增强肌力和改善运动功能，协助建立正常的运动模式，是从被动运动向主动运动过渡的运动形式。

(3) 主动运动(active exercise)：是在没有任何辅助力的情况下，患者主动收缩肌肉来完成的抗重力的关节运动。在进行主动运动的肌力强化训练时，在最大运动范围的位置保持数秒钟，并缓慢地恢复到原来的位置，这种运动称为随意主动运动。

需要注意的是,要选择最能发挥该肌群收缩效应的体位进行主动运动。常用的体位有站立位、坐位及前倾位等。将主动运动肌群预置于牵张位,可使该肌群产生较大的收缩力。

(4)抗阻运动(resistant exercise):是主动运动的一种形式。是指在他人或器械施加阻力的情况下,患者主动地对抗阻力而完成的运动。抗阻运动是增强肌力的较好办法,一般用于具有4~5级肌力的患者。禁用于肌肉关节炎症或疼痛、关节不稳定、2级以上高血压、心绞痛、心肌梗死等情况。

(5)牵张运动(stretching exercise):对挛缩或肌张力增高的肌肉,在运动前采用对抗力或患者身体移动做牵张运动,用于拉长关节周围软组织、变形或早期粘连的关节囊、肌腱或挛缩的肌肉,扩大关节活动范围。可用于对抗力的有手法、器械、患者自身拮抗肌收缩的力量等。一般是在完成牵张运动的基础上,再进行相应的肌收缩训练。

牵张运动可以治疗某些疾病引起的反射性痉挛,减轻疼痛,防止肌力失衡,激发肌梭感受器,调整肌张力。这种运动方式有利于发挥更大的肌收缩力。

(6)牵引运动(traction exercise):通过被动或主动的局部牵拉所产生的运动。其作用是增大椎间隙、减轻神经压迫,缓解挛缩的肌肉,缓解疼痛,改善血液循环,制动等。被动牵引时由物理治疗师或器械施以牵引力;主动牵引时,牵引力由拮抗肌群的收缩提供。

需要注意的是:牵引应在患者放松的状态下进行;牵引前做一些热身准备活动;牵引的力要持续稳定、柔和;牵引的强度以患者不产生疼痛为宜;牵引应从间断牵张开始,逐步过渡到持续牵引;牵引要有时间保障,以达到治疗效果。

3. 运动疗法的分类

(1)根据运动要素分类:

1)肌力增强运动:指能够增强肌肉力量的运动方法。根据患者的疾病、肌力等具体情况,采取不同的训练方式。0~1级肌力可采取被动运动、电刺激运动和主观传递神经冲动训练等;2级肌力可采取主动-辅助运动;超过3级肌力可采取等速与抗阻运动;4级以上肌力可采取徒手或应用器械抗阻力的主动运动训练等。增强肌肉力量的方法主要有以下几种。

A. 肌肉等长训练:利用肌肉等长收缩的形式进行训练。这种方法可使肌肉张力大幅度增高,预防肌肉的萎缩,促进肌力的恢复,效果明显,操作方便,并可在肢体固定、关节活动明显受限、存在某些关节损伤或炎症的情况下进行。但是,该方法不能改善运动的协调性,应注意选择适应证。肌肉等长训练的具体方案见表2-2-2-2。

表2-2-2-2 等长训练方案

训练内容	强度	持续时间	重复	频率
力量	100% MVC	5s/收缩	5~10次	5天/周
耐力	≤60% MVC	至疲劳为止	1次	5天/周

注:*MVC为最大随意收缩(maximal voluntary contraction)。

B. 肌肉向心与离心收缩训练:利用肌肉向心、离心的收缩形式进行训练。训练方案见表2-2-2-3。

表 2-2-2-3 等张训练方案

强度	训练内容	相当于 RM* 的%	重复	组数	间隔
极重	力量	80	1~3 次	3~6	2~4min
重	强度	80~90	3~8 次	3~5	2~4min
中	肌肉体积	70~80	8~12 次	3~6	30~90s
轻	肌肉耐力	60~70	12~15 次	2~3	≤30s

注：* RM 为最大负荷。

肌肉的向心、离心收缩训练时利用肌肉的等张收缩进行抗阻训练，肌肉克服重力或阻力做大幅度关节运动。渐进抗阻运动(progressive resistance exercise，PRE)利用重物进行抵抗运动，是增强肌力的较好方法。具体方法为：以拟训练的肌群连续做 10 次抵抗运动所能承受的最大负荷值为基准，称为 10RM(10 repetition maximum)。取 10RM 为制定运动强度的参考量设定一个单元，中间加入 2~3 分钟的休息，重复 3 次，分步骤进行训练。

第一单元：10RM 的 50% 负荷，以每分钟 10~15 次的速度，做 10 次。

第二单元：10RM 的 75% 负荷做 10 次。

第三单元：10RM 的 100% 负荷做 10 次。

每日进行 1 次。每周重新测定 10RM，逐渐增加负荷量。

C. 等动训练(isokinetic exercise)：即等速训练，是利用特定的仪器，使肌肉等速收缩进行训练。训练中有三个技术参数：①运动速度：≤60°/s 为低速，60°/s~180°/s 为中速，180°/s~300°/s 为高速。②运动强度：肌肉收缩的强度占最大收缩肌力的百分比，>80% 最大肌力为最大收缩练习，<80% 为次最大收缩练习。③运动幅度：一般以大幅度或全关节活动度进行。为防止运动造成疼痛，促进关节的稳定和关节韧带损伤的早期愈合，可采用短弧等速训练。训练方案见表 2-2-2-4。

表 2-2-2-4 等动训练方案

训练内容	组数	强度	重复	速度	频率
力量	3	最大收缩	2~15 次	24°~180°/s	3~5 天/周
耐力	1	最大收缩	至疲劳为止	至少 180°/s	3~5 天/周

低速运动中产生的肌张力较高，关节面承受的应力也较大，所以在肌肉肌腱愈合的早期或存在关节内病变时不宜应用。高速运动可以较早采用。短弧等速练习多采用慢速及中速。高强度练习对增强肌力有利，低强度练习对增强耐力有利。运动强度、运动时间以及运动的频率是对患者进行增强肌力训练的基本要素，制订训练方案时应根据患者的具体情况科学地计算运动量，一般不少于最大负荷量的 60%，并应坚持训练 6 周以上，有利于增强肌力。注意负荷不宜过重，以免导致继发性损伤。

2) 关节活动范围的运动：人的身体由许多关节组成，分别进行不同方向的运动。其中大关节有肩关节、肘关节、腕关节、髋关节、膝关节、踝关节。各关节的活动方向由关节的构造所决定，包括单轴、双轴和多轴运动。为了维持患者各关节的活动范围、防止关节挛缩，需要进行关节活动范围内的运动训练。

A. 关节的功能位：指能够完成关节功能的关节位置。这个位置有利于防止或对抗痉挛模式的出现。各个关节的功能位是：髋关节屈曲10°～20°、外展10°、外旋10°；膝关节屈曲20°；踝关节功能位为背伸90°或中间位；肩关节功能位为外展45°～60°、屈曲45°；肘关节功能位为屈曲40°～90°，前臂中间位；腕关节功能位为背伸10°～30°；手的功能位是腕背伸20°～25°，拇指充分外展，其掌指关节半屈曲，指间关节微屈的对掌中间位。

B. 关节活动度的测量：关节活动度指一个关节在一个活动轴活动所能达到的范围，可用关节测量器进行测量。重要的关节活动的基本范围：肘关节伸0°、屈145°，膝关节伸0°、屈130°，肩关节屈180°、伸40°、内收30°、外旋（以外展90°为起始位）30°、内旋140°。

C. 关节活动训练的方法：维持关节活动度的训练是防止关节发生活动受限，使关节运动正常化。包括对关节功能位的保持、主动和被动关节活动、体位变换等。

关节活动度维持及改善的训练，基本原则是逐步牵张挛缩与粘连的组织。其手段有被动活动、辅助主动活动、主动活动、抗阻力主动伸张训练等。关节松动技术（joint mobilization）是关节活动训练的较好方法，其中的Maintland的振动运动和Kaltenborn的持续牵张法是针对性很强的手法操作技术，有利于改善关节活动受限和疼痛。关节松动的手法要点有：患者取放松体位，治疗师尽可能靠近施治的关节；治疗前先测定关节活动受限的幅度和轴向；在不引起疼痛的前提下，治疗师对所要松动的关节进行轴向和张弛有序的推动；在达到要求的终极位置时持续牵张。

做关节活动训练时应注意的问题是：要了解每一个关节的活动轴，熟悉单轴、双轴和多轴关节的结构及运动方向，康复训练中关节活动可在多个方向出现；由于生活习惯及职业种类的不同，年龄及性别的不同，关节活动范围也会有所不同；根据受限关节的不同，采取适当的体位；在关节活动的过程中，手法要平稳，速度要慢，禁止向相反方向运动；维持正常关节活动度的被动运动训练要在不引起疼痛的范围内进行。

3）肌肉耐力增强训练：耐力是指持续进行某一活动的能力。其大小可以用开始收缩到出现疲劳时收缩的总次数或所经历的时间来判断。增强耐力是采用反复多次、小于最大肌力50%的低强度的训练方法。如果超过最大肌力的70%～80%，则是增强肌力的训练方法。由此看出，耐力与运动强度有一定的关系，运动强度越大，耐力越小。

4）增强肌肉协调能力的训练：协调运动能力是指人体可进行稳定、准确、有控制的运动的能力。其特点是运动中有适宜的速度、距离、方向、节奏和力量。完成整个运动过程不但需要健全的神经肌肉系统，也需要原动肌、副动肌、拮抗肌、稳定肌等的协调运动。肌肉的协调能力可利用视、听、触觉等感觉系统的管理进行训练。患者在安静环境下，注意力集中地接受治疗师的指导，进行单块和多块肌肉协调动作训练。运用运动再学习方法进行步行训练，Frenkel体操对本体感觉受损或小脑功能障碍的协调训练等都可增强肌肉的协调能力。

肌肉协调训练的方法：从卧位开始，经过坐→站→行、大动作→精细动作、单侧→双侧、睁眼→闭眼的训练过程。

单块肌肉的控制训练有促进方法和小负荷与不过度用力方法。促进方法是对下运动神经元受损的肌肉以敲打肌腱、快速牵拉、200Hz的电振动的方法促进收缩；对上运动神经元受损的肌肉采用神经生理疗法的促进技术。小负荷与不过度用力的方法是辅助原动肌产生收缩。

多块肌肉协调动作的训练方法，动作完成要准确，抑制不需要的活动，先做分解动作，再

5)平衡运动训练:平衡功能是指由于突然受到外力的干扰,使身体重心偏离稳定位置时,四肢、躯干通过反射性的或随意的运动以恢复稳定的能力。包括静态与动态平衡两种。静态平衡是依靠肌肉相互协调的等长收缩,用以维持身体的平衡;动态平衡是调整肌张力、改变姿势或体位以保持平衡。与平衡相关的因素见表2-2-2-5~2-2-2-7。

平衡的训练方法有Bobath的平衡训练、增加复杂性训练、利用仪器提供视反馈训练、体重的对称分布训练、诱发协同运动模式训练等。平衡训练的最终目的是在躯体感觉、视觉以及前庭觉三种感觉信息的协同作用下,使患者获得维持平衡的能力。

表2-2-2-5 与平衡相关的生物力学因素

因素	概念	对平衡的影响
支撑基底	人站立时两足之间的表面或身体与支撑面接触的面积	表面大、平整、与足底接触良好时有助于平衡
平衡的条件	人体重心与支撑基底中心的连线与经过支撑基底中心所做的垂线的夹角	夹角越小,平衡越好
重心	支撑面上体重的重心	重心低,平衡与稳定性好
稳定极限	在不失衡的条件下,重心在支撑面上方摆动时所容许的最大角度	支撑基底大、硬、平整时稳定极限大
摆动频率	单位时间内的摆动次数	频率越高,平衡越差

表2-2-2-6 与平衡相关的感觉系统

感觉种类	感觉对象	良好的平衡条件	妨碍平衡的因素
躯体感觉	支撑基底	固定、平整的基底	不平整或移动的基底
视觉	周围环境的事物和人	静止的环境、事物和人	变动的环境、移动的目标、黑暗
前庭感觉	重力和空间位置	移动、不平整的支撑基底、移动的目标或在黑暗中	非正常的运动环境

表2-2-2-7 与平衡相关的运动控制系统

特征	牵张反射	不随意运动	随意运动
中枢	脊髓	脑干、皮质下	脑干、皮质
兴奋条件	外界刺激	外界刺激	自身或外界刺激
反应	局限于刺激点并固定模式	四肢与躯干肌,有较固定模式,但可改变	多样性
姿势控制	调节肌张力	协调跨关节运动	产生有用的行为
引起反应的时间	40ms	100ms	150ms,随难度而有所不同

6)增强全身耐力和协调性训练:全身耐力性训练是指中等强度的较长时间的运动,可提高运动的耐力和增强有氧代谢能力。如逐步提高机体负荷量,宜采取大肌群运动的步行、慢跑、走跑交替、游泳、自行车等运动。中国传统的运动方式太极拳、各种放松功、健身操等也

属于此类。

7) 肌肉放松训练:在安静环境下通过自我调节或不用肌力的运动,使随意肌处于松弛伸长状态。通过肌肉与神经互相调节的作用达到心理松弛,并能直接引起平滑肌的松弛。适用于缓解疼痛、自主神经紊乱、神经官能症、协调动作障碍、增强肌力以及某些运动疗法的准备阶段等,还可用于治疗因精神、躯体的过度应激所致的神经紧张、强迫性精神不安和肌紧张性头痛等各种病症。方法有渐进松弛法(Jacobson法)、交替法、暗示法、下垂摆动、肌电生物反馈、放松体操等。

(2) 根据技术手法分类:

1) 神经生理学疗法:

A. Temple Fay 法:美国的 Temple Fay 提出利用原始反射运动,通过被动运动和被动姿势体位,使脑损伤的小儿在掌握了爬行等早期运动模式后,促进其发展成主动运动模式。

B. 神经发育疗法:英国的物理治疗师 Berta Bobath 根据人体发育学的理论,提出小儿在出生后的几个月内出现的运动主要是反射性的、无意识的模式。随着发育,其运动变得有受控性、有节律和协调性,即产生了对外界的适应性和反应性。因此,Bobath 在分析运动和功能活动的重要成分或因素(如肌张力、姿势、控制运动的模式等)的基础上,提出了反射性抑制模式,控制的关键点,利用翻正反应、保护性反应、平衡反应等诱发出主动运动的促进技术,本体与皮肤刺激促进肌张力和运动控制的方法。按发育顺序从卧→翻身→侧卧→坐→用肘支撑的俯卧→手、膝四点位→双膝跪立→站立,促进正常运动,使其功能恢复。该方法强调的是要学习今后生活中所需的功能性技能的基本姿势和运动模式。在物理治疗师中,Bobath 被认为是治疗小儿脑性瘫痪和成人偏瘫的先驱。

C. 恢复阶段治疗方法:美国的物理治疗师 Signe Brunnstrom 认为,脑卒中后出现的刻板的协同动作和联合反应在运动发育早期是正常存在的,这些模式是在正常随意运动恢复之前患者必须经历的过程中的一个阶段,在脑卒中后,应视为功能恢复正常顺序的一部分。因此,针对脑卒中患者恢复阶段的特点,利用联合反应、部分原始反射形式、皮肤和本体刺激等引出协同运动模式,再训练患者控制、修正和利用协同运动模式,然后逐步地从这种固定的运动模式中脱离出来,直至获得正常、自主的随意分离运动。

D. 本体感觉性神经肌肉促进法(proprioceptive neuromuscular facilitation,PNF):是神经肌肉再训练的方法之一。由美国的 Kabat 等提出利用牵张、关节压缩和牵引、施加阻力等本体刺激,皮肤与视听刺激和应用螺旋、对角线的运动模式等手法技术来促进运动功能恢复的一种治疗方法。其原理是通过刺激更多的感受器,增强运动传导的冲动,形成最强的神经肌肉反应,促进相应肌肉收缩。适用于瘫痪或肌力较弱的患者。

E. 运动发育学疗法:20 世纪 50 年代由美国的 Rood 提出,按照活动性控制、稳定性控制、在稳定基础上的活动、高难度技巧活动的运动发育顺序,对感觉感受器施以适当的感觉刺激,以反射性地引起运动反应,并且可以通过重复强化达到正确的运动模式。其方法包括对皮肤或本体感受器的刺激,负重,运动,活动控制训练等。对皮肤或本体感受器的刺激分促通法和抑制法。促通法利用刷、叩击、温度变化、特殊感觉等刺激。抑制法利用轻压缩关节、对特定肌群牵张、对固有肌牵张、牵张性压迫、振动等刺激。

F. 超早期治疗法:由德国儿童神经科医生 Vojta 在 20 世纪 60 年代提出,通过对身体一定部位抑制异常反射通路与运动模式,达到改善患儿运动功能的目的。Vojta 的 7 种姿势反射为早期发现患儿脑损伤提供了诊断的方法,并通过诱发反射性俯爬、反射性翻身两个移动运动治疗技术,对治疗早期脑瘫取得了良好的效果。

2)运动再学习法:是将中枢神经损伤后恢复运动功能的训练视为一种再学习或重新学习的过程的治疗方法。其基本理论是中枢系统损伤后有重新组织和适应的能力,治疗方法应针对性地刺激和最大限度地利用这种能力。功能恢复训练是在神经生理学、生物力学、肌肉生物学和行为科学的共同作用下的运动再学习过程。因此,在强调患者主观参与和认知重要性的前提下,主张在患者病情稳定后立即开始学习。在训练中强调的是运动的控制,而不是肌力的增强;是练习切合日常生活实际的、有目的的、有功能的活动,而不是脱离实际的训练;语言与视觉反馈能使患者准确地了解其行为结果。训练步骤是针对上肢功能、口面功能、床边坐起、坐位平衡、站起和坐下、站立平衡、行走等动作进行分析,找出丧失的主要成分;练习缺失的部分;练习有功能的活动;将学得的运动转移到日常生活中应用,也就是转移训练。

(3)针对骨关节不同疾患采取的医疗体操:

1)针对腰痛的体操:通过腹肌、髂腰肌、臀部肌肉的伸展训练,增强肌力,矫正姿势,减轻疼痛。

2)针对脊椎椎体压缩性骨折的体操:在石膏固定期间,维持躯干的肌力。防止软组织挛缩和脊柱僵硬。适用于青壮年患者。

3)针对末梢循环障碍的体操:依靠患肢的主动运动,改善下肢的血流。

4)针对脊柱侧弯的匍匐体操:脊柱不负重的屈膝四肢爬行运动,增强腰背肌力,改善脊柱活动度。

5)针对本体感觉受损或小脑功能障碍的体操:利用视、听、触觉,进行双上肢、同侧上下肢、一侧上肢与对侧下肢的协调训练。

6)针对肩周炎的体操。

4. 运动疗法的基本原则

(1)因人而异的原则:根据患者疾病的性质、程度,疾病或障碍所处的不同阶段,选择不同的训练方案;根据病人的功能情况、体质及年龄的不同,选择不同的运动方法、运动量和运动强度。

(2)循序渐进的原则:运动量由小到大,动作由易到难,使身体逐渐适应,并在适应过程中逐步提高功能。每次运动以稍感费力为宜。

(3)持之以恒的原则:调动患者主动参与治疗的积极性。一般每日或隔日进行一次运动,坚持数月以至数年才能达到治疗的目的。只有持之以恒才能产生相应的治疗效果。

(4)密切观察的原则:在运动训练时,治疗师要随时观察、判断患者的病情,心血管反应及功能等的变化,以便及时地修改运动方法和运动量。运动以不出现疼痛为宜。

(5)局部训练与全身运动相结合的原则:对有障碍的肢体进行运动治疗的同时,不能忽略为改善整体功能状态而采取的全身性运动功能训练。

5. 运动疗法与危险管理 危险包括突然发生的危险与慢性进展的危险。在治疗心脏疾患、呼吸障碍以及跌倒后发生的骨折等伤病中,物理治疗师在对患者进行运动疗法或理疗时,有可能发现患者出现危险症状。要对危险因素提前预测与预防,并且加强对危险的管理。在运动疗法中对危险的管理包括以下几方面。

(1)观察全身状况:
1)生命体征:心率、体温、血压、呼吸等。
2)临床检查:血常规、血沉、血生化等。
3)其他检查:心电图、X线、CT、MRI等。
(2)注意各系统的疾患:
1)呼吸系统:肺炎、肺不张、呼吸困难等。
2)循环系统:心肌梗死、心肌缺血、心力衰竭等。
3)代谢疾病:糖尿病的低血糖、昏迷、酮症酸中毒等。
4)神经疾病:脑血管疾病及其基础病变、高级脑功能障碍及其并发症等。
5)骨科:跌倒、骨折及神经压迫症状等。

(二)理疗

理疗指利用声、光、电、热、磁、水、冰等物理因子进行治疗的方法。根据所利用的物理因子进行分类,可归纳为以下方法。

1.温热疗法　温热疗法是将加热后的水、蜡、泥、中药等介质直接作用于机体,达到治疗疾病的目的,也称为传导热疗法。

热的移动方式有传导、辐射、对流。传导是指通过直接接触而传热的方式。辐射是指由热源直接向空间发散热量的方式。对流是指通过液体或气体的移动转移热量的方式。温热疗法可根据热的移动方式、热源的种类、热的透过度等进行分类。

温热疗法的禁忌证包括急性期疾患、感觉障碍、恶性肿瘤、有出血倾向的疾患等。

温热疗法主要有以下几种:

(1)湿温罨包法(hot packs):湿温罨包法大多是利用传导热的湿热。利用湿热是将含有亲水硅酸盐、硅胶、皂黏土之类的物质制成治疗垫,将其浸泡在75℃~80℃水中,2小时后将治疗垫取出,待温度适宜后,置于患处并用毛巾覆盖保温。其生理学作用是通过温热效应增加血流、缓解肌痉挛、镇痛、消除慢性炎症、松解粘连、软化瘢痕等。多用于治疗腰、肩、膝、大腿等部位的疼痛。

(2)石蜡疗法(paraphin bath):石蜡疗法属于干热性温热疗法。医用石蜡熔点在52℃~55℃,常温下为固态。石蜡具有蓄热性,导热系数小,散热慢,治疗时间较持久。由于其具有可塑性、黏稠性和延展性,可与体表较好地接触,所以适合关节部位的治疗和减轻局部水肿。方法有蜡饼法、刷法和浸法等,可利用温热作用、镇痛作用、机械压迫作用和滑润作用等达到治疗目的。主要适于风湿性关节炎和腱鞘炎的手及手指关节功能障碍、瘢痕软化、冻伤、周围性面神经麻痹等。

(3)红外线疗法(infrared therapy):红外线疗法是利用红外线辐射热的温热疗法。但因其属于光线疗法的一种,将在光线疗法中详细说明。

(4)超短波疗法(ultra short wave therapy):超短波疗法也属于干热性温热疗法。用于超短波的电磁波的频率是38.96MHz~50MHz,是一种机械弹性振动波。以机械振动作用于人体,把机械能转化为热能而达到治疗目的。主要用于肌肉痉挛、软组织粘连、瘢痕的软化及疼痛的治疗等。

(5)微波疗法(microwave therapy):微波也是干热疗法。用于微波治疗的电磁波频率为2450MHz、波长是12.2cm、功率是40~80瓦特、治疗时间约10~20分钟。注意微波不能照射金属物品,避免照射眼睛、头部、睾丸、子宫以及小儿的骨骺等部位。

(6)超音波疗法(ultrasound therapy):超音波属于纵向波,可由机械振动转换成热。用于超音波疗法的周频是0.8~3MHz,波长是0.15cm。除了温热作用外还有非温热作用。禁忌照射眼睛、肿瘤、脑脊髓等部位。禁用于血友病、结核及感染性疾病。

2. 低温冷冻疗法　低温冷冻是用制冷剂或低温治疗机,将热从病人患处置换出来,使该处温度降低到要求的程度,以达到治疗的目的。低温冷冻治疗的生理作用为:促进末梢血管收缩,减少血流量,减少局部组织渗出;降低末梢神经的传导速度,有麻醉、镇痛、降低肌张力的作用;还可降低呼吸速率,增加血红细胞及白细胞,升高血糖。低温冷冻疗法包括冷袋、冰袋、冰块按摩、冰水浴、冷气喷射法、超低温疗法等。用于肿瘤、眼科疾患、外科疾患以及妇科疾患的治疗。

3. 光线疗法　是应用日光或人工光源治疗疾病的方法。包括红外线、可见光、紫外线和激光。

(1)红外线疗法:红外线疗法的作用是温热效应,扩张血管,使局部组织温度上升。多用于减轻疼痛、消炎、消肿、缓解肌肉痉挛、促进组织再生等。常见的频谱治疗仪也属于此类。

(2)紫外线疗法:紫外线为不可见光线,在电磁波谱中介于可见光线和X线之间。医疗上应用的紫外线可局部照射,也可全身照射。其治疗作用是促进色素沉着、消炎杀菌、抗佝偻病、促进组织细胞再生、镇痛等。

(3)激光疗法(light amplification of stimulated emission of radiation,LASER):由激光器发出的光为激光。它不但是具有普通光的波动性的电磁波,又是一种粒子流。它的特点是光束频带窄、方向性强和能量高。其治疗作用是促进胶原生成、促进氧活性、促进血管再生、改善血流、活化细胞分裂、促进生物活性物质的生成。用于消炎止痛、促进创伤恢复、增加酶的活性、刺激穴位、调节神经免疫功能、消除色斑及痣。物理疗法当中使用的激光为100mW以下的低功率,故也称低反应激光治疗(low reactive treatment,LRT)。

4. 水疗(hydrotherapy)　利用水的温度、水静压、浮力和水中所含的化学成分,以不同的方式作用于人体,用以达到预防、治疗目的的方法。水疗是通过温热、冰冷刺激、浮力、静水压、动水压等起到治疗作用的。根据患者的具体情况调整温度和治疗时间。

(1)哈伯特槽浴(Hubbard tank):哈伯特槽浴适用于不适应或不方便在运动池内进行治疗,但又符合水中运动治疗的病人。患者可以直接仰卧在浴槽内,留有四肢活动的空间,在治疗师指导下进行治疗。水温为37℃~40℃。治疗时间一般为15~20分钟。

(2)涡流浴(whirl poor bath):涡流浴的特点是水压集中于局部,有按摩、清洁、促进血液循环以及镇痛的作用。水温一般为37℃~38℃之间,治疗时间为15分钟。由于综合了温度和机械刺激,适用于创伤后的肿痛、骨折、扭伤和腰痛以及雷诺氏病、周围神经炎和神经痛等的治疗。

(3)气泡浴(bubble bath):气泡浴是在治疗中由浴槽底部产生气泡,其压力作用于身体,产生细微的按摩作用,同时气泡附着于人体表面,由于空气和水的导热性能不同,而形成冷热温差,有利于改善血液循环,训练血管的舒缩功能。水温为36℃~38℃,治疗时间为10~20分钟。其镇静、镇痛作用较突出。适用于慢性风湿性关节炎、烫伤急性期、神经疾患等。

(4)局部浴:局部浴为小型浴,用于上肢和下肢。水温为37℃~41℃,治疗时间为15~20分钟。适用于上肢肘关节以下骨折、腱鞘炎、手指损伤及疼痛。

(5)压注浴:压注浴是指由离身体1~2米处的喷嘴喷出的水流刺激身体。喷射方式有直喷浴、扇形淋浴、冷热交替浴、雨样浴、针样浴、雾样淋浴、上行淋浴、周围淋浴等。温度38℃~45℃,治疗时间为15分钟。禁止用水射流直接冲击头、前胸、会阴部。用于治疗神经衰弱、自主神经功能紊乱、疲劳综合征等。

(6)寒冷浴:参考低温冷冻疗法。

(7)水中运动(exercise in water):利用水的浮力进行辅助或抗阻运动训练,可以增强肌力,改善和维持关节活动度,有助于站立和行走功能的恢复,促进平衡与协调能力。水中运动训练的种类有辅助运动、支托运动和抗阻运动。主要方法有利用水中的各种器械(双杠、扶手、浮漂物、抵抗板、支具等)进行的一般训练法、Bad Ragaz法、Halliwiek法。适用于脊髓不完全性损伤、脑卒中后偏瘫、共济失调、肩-手综合征、骨折后遗症、类风湿性关节炎、肌营养不良、脑瘫等。水中运动能使心肺功能负荷量增加,对老年人及其他心功能障碍的病人应慎用。

5. 电疗

(1)低频电刺激疗法(low frequency pulse electrotherapt):低频电刺激疗法是利用低频率、低强度、低电压的脉冲电流来治疗疾病的方法。医学上把频率0~1000Hz的脉冲电流称为低频电流。它具有兴奋神经肌肉组织、促进局部血液循环、镇痛消炎的作用。应用于偏瘫、脑瘫、截瘫、多发性硬化、呼吸功能障碍等。

(2)高电压刺激法(high voltage stimulation):使用电压为500V,产生刺激电流10~25mA,治疗时间10~30分钟,可以减轻疼痛,促进血液循环,加快皮肤溃疡和创伤的愈合,增强肌力。要根据治疗目的选择刺激量。

(3)干扰电流疗法(interferencial current therapy):干扰电流疗法是利用4kHz左右的两种不同周频的电流刺激以治疗疾病的方法。其特点为:通电时没有不适感。适用于减轻疼痛、消炎、促进血液循环、预防肌肉萎缩、增强肌力等。

(4)治疗性电刺激(therapeutic electrical stimulation):利用电刺激重建运动功能,在关节活动训练、肌力强化训练、运动控制训练等运动过程中,给予脉冲波频率为20~30Hz的电刺激,以抑制肌肉痉挛、恢复运动的协调性、增强肌力、促进随意运动功能的恢复。治疗时间为15~30分钟。主要适用于脑血管疾病、脊髓损伤所致的运动功能障碍。

(5)功能电刺激疗法(functional electrical stimulation,FES):功能电刺激疗法是针对由运动功能障碍所致的异常动作,通过适当的电刺激引起肌肉收缩,补偿肢体运动。由于刺激传入神经,经脊髓反射到高级中枢,所以能起到功能重建的作用,使患者最大程度地恢复到和健康人相同的运动方式。适用于脑血管功能障碍、脊髓损伤、肌肉萎缩等。

(6)骨电刺激:骨电刺激的目的是在骨折时促进骨痂形成。刺激方法有体内电极插入和体外刺激两种。适用于骨折、假关节和骨萎缩。

(7)超短波疗法:见温热疗法。

(8)微波疗法:见温热疗法。

6. 磁疗 用磁场治疗疾病。以磁场影响人体生物电流,进而影响细胞的生化反应,起到镇痛、消肿、消炎、镇静作用。静磁场疗法适用于软组织损伤、神经痛、关节炎、支气管哮喘、胆石症等;动磁场疗法适用于肋软骨炎、网球肘、骨性关节病、骨刺等。

第三节 物理疗法的对象

一、物理疗法对象的年龄结构和类型

(一) 物理疗法对象的年龄结构

随着科学技术和医疗卫生事业的发展，人的平均寿命延长，老年人口数量不断增加。老年人的特点是患病率高、致残率高，残疾发生后的个人负担、家庭负担和社会负担重，这已经成为举世关注的问题。据日本的统计调查结果显示，日本物理疗法针对 60 岁以上的老年人口占 70%，说明日本物理治疗的主要对象是老年人群体（表 2-2-3-1）。我国和其他国家也显示出类似的结果，物理疗法对象中老年人占相当大的比例，如英国 58%、荷兰 37.9%、美国 32.5%。根据 2006 年我国第二次残疾人抽样调查结果显示全国各类残疾人为 8296 万人，占全国人口的 6.34%。全国残疾人口中，0~14 岁的残疾人口为 387 万人，占 4.66%；15~59 岁的人口为 3493 万人，占 42.10%；60 岁及以上的人口为 4416 万人，占 53.24%（表 2-2-3-2）。

表 2-2-3-1　物理疗法对象的年龄结构（日本理学疗法白皮书，1995 年）

年龄	1990 年(%)	1995 年(%)
0~3 岁	3.7	2.7
3~10 岁	4.6	4.0
10~20 岁	1.3	1.4
20~30 岁	2.1	1.4
30~40 岁	1.2	0.6
40~50 岁	2.22	0.4
50~60 岁	12.8	10.0
60~70 岁	33.5	28.5
70~80 岁	34.6	38.6
80 岁以上	3.9	10.5

表 2-2-3-2　全国六类残疾人的年龄构成（2006 年）

年龄(岁)	人数(万)	构成(%)
0~14	387	4.66
15~59	3493	42.10
60~	4416	53.24
合计	8296	100.00

(二) 物理疗法对象的类型

物理疗法的对象主要是病人和残疾人。疾病与残疾、病人与残疾人之间既有联系，又有

区别(表2-2-3-3)。经过治疗可以得到痊愈的疾病,属于一般性疾病,是致病因素造成组织器官的病理改变,出现临床症状、体征,可造成暂时性功能障碍,经治疗临床症状消失,不影响个体的生活自理、就业能力,患有一般性疾病的人称为病人。残疾人是指由于先天或后天的原因导致躯体或精神等功能障碍或丧失,使得个人生活、社会生活、学习、就业等能力下降的人。

物理疗法的对象既有疾病,也有因其所致的功能障碍。也就是说,病人和残疾人均是物理疗法的对象。

表2-2-3-3 病人与残疾人的区别

项目	病人	残疾人
患病的时间	短	长
功能障碍	暂时的	永久的
家庭负担	轻	重
参与社会	基本不受影响	受影响
过程	治愈疾病的过程	适应障碍的过程
治疗效果	较好	较差

二、物理疗法针对的疾患

物理疗法利用物理因子、力学和运动等手段作用于人体,通过人体神经、体液、内分泌等生理调节机制,达到康复的目的。物理疗法对各个系统的疾患都具有较好的治疗作用,概括如下。

(一)骨关节疾患

骨关节疾患包括骨折、截肢、风湿性关节炎、创伤性关节炎、骨性关节炎、腱鞘炎、肌肉韧带损伤、椎间盘突出、颈椎病、人工关节置换术后、骨质疏松等。

(二)神经系统疾患

神经系统疾患有脑血管病、变性性疾病、神经脱髓鞘病、脑外伤、脑性瘫痪、脊髓损伤、末梢神经损伤等。其中以脑卒中最为多见,包括脑梗塞和脑出血。神经变性疾病包括大脑变性、大脑基底核变性、脊髓小脑变性、运动神经元疾病、脊髓空洞症、进行性脊髓肌肉萎缩症等。神经脱髓鞘疾病有多发性硬化、急性播散性脑脊髓膜炎等。

(三)循环系统疾患

循环系统疾患有心肌梗死、冠心病、高血压病、心力衰竭、末梢循环障碍等。

(四)呼吸系统疾患

慢性支气管炎、支气管哮喘、肺部感染、肺心病、肺气肿、呼吸功能不全等,均是物理疗法的治疗对象。

(五)代谢性疾患

这类疾患包括先天性和后天性代谢病和内分泌疾患,如糖尿病、甲状腺功能亢进、肥胖、高血脂等。

(六)老年性疾患

老年人由于存在衰老的因素,往往很难区分随年龄增长引起的退化和老年性疾患引起的表现,因此老年人疾患已经形成了独立系统。老年人最常发生问题的部位是心脏、血管和关节。老年人的抵抗力减退,容易发生感染、创伤。

(七)其他疾患

消化器官功能紊乱、泌尿系统功能障碍、免疫性疾病、自主神经功能紊乱、癔病等。

三、物理疗法针对的障碍

物理疗法对上述各系统疾病所致的功能障碍具有治疗作用,包括关节活动受限、肌力低下、姿势异常、呼吸障碍、平衡功能障碍、吞咽功能障碍、疼痛、截肢、肢体瘫痪(偏瘫、截瘫、四肢瘫)、运动发育迟缓、精神发育迟缓、全身肌张力低下、高级认知功能障碍等。

(一)物理疗法针对的主要问题与障碍

1. 疼痛 疼痛是伴随着损伤或潜在损伤的一种令人不愉快的感觉和情绪上的感受。痛觉是由伤害性感受器的冲动激活中枢系统而引起。疼痛分为浅表痛和深部痛两大类。浅表痛定位明确,由强刺激皮肤引起。深部痛定位模糊,源于肌肉、肌腱、骨骼、关节和内脏器官。对于能够准确判定原因的疼痛应针对原因进行治疗,而对定位模糊的疼痛则要采取对症治疗的方法。

理疗和运动疗法可以促进全身的代谢、改善循环状态、局部消炎、改善关节活动范围、增强肌力与耐力,这些均有利于减轻或缓解疼痛,特别是温热疗法效果更明显。

2. 关节活动范围受限 关节活动障碍的原因有疼痛,神经麻痹,肌力低下,局部变形、挛缩、肿胀等。

针对关节受限的物理疗法最多使用的是温热疗法和肌肉牵张训练。肌肉牵张训练也称关节活动度训练。进行关节活动度训练时需要注意的问题是:①要在运动学的基础理论指导下设计训练方案。②在生理性的关节活动范围内进行训练。③在无疼痛的关节活动范围内进行训练。

3. 肌萎缩、肌无力 肌肉萎缩是指横纹肌营养障碍,肌肉纤维变细甚至消失等导致的肌肉体积缩小。其病因主要有:神经源性肌萎缩、肌源性肌萎缩、废用性肌萎缩和其他原因导致的肌萎缩。肌肉营养状况除肌肉组织本身的病理变化外,更与神经系统有密切关系。脊髓疾病常导致肌肉营养不良而发生肌肉萎缩。肌萎缩患者由于肌肉萎缩、肌无力而长期卧床,易并发肺炎、褥疮等,加之大多数患者出现延髓麻痹症状,所以对生命构成极大的威胁。肌萎缩患者除请医生治疗外,自我调治十分重要。

肌萎缩应从预防开始,尤其是废用性肌萎缩,只要进行适当的运动就可以避免其发生。对神经源性肌萎缩和肌源性肌萎缩电刺激效果较好,可以延缓肌肉的萎缩,对发生的肌萎缩又有治疗作用。运动疗法对各种类型的肌萎缩都有作用,废用性肌肉萎缩以主动和抵抗运动为基础,利用等张和等长收缩运动来进行治疗。

4. 运动控制障碍 正常的随意运动需要多个肌肉的协调参与才能完成。一个动作的准确完成,需要主动肌收缩、拮抗肌舒张、固定肌的支持固定和协同肌的协同收缩。肌肉之间的这种配合叫做协调运动功能,主要表现为能产生顺畅的、准确的、有控制的运动,同时要有适当的速度、距离、方向和节奏。不协调的运动是笨拙的、不平衡的和不准确的。

协调运动的产生要有功能完整的深感觉、前庭、小脑和锥体外系的参与,其中小脑对协调运动起着重要的作用,每当大脑皮质发出随意运动的指令时,小脑便产生制动作用。当大脑和小脑发生病变时,四肢协调动作和行走时身体平衡发生障碍,此种功能障碍又称为共济失调。

协调障碍的物理疗法有:①Frenkel体操:用于小脑运动障碍,通过运用视觉等的感觉,进行基本动作的训练。②负重:通过给四肢相关部位增加负荷,刺激本体感受器产生运动,从而达到感觉运动再学习的目的。③PNF:通过本体感觉神经肌肉促通法,使动作肌和拮抗肌相互协调地迅速收缩,从而使肌肉稳定。④弹力绷带束缚法:在皮肤上缠绕绷带,通过感受刺激而产生运动。

(二)物理疗法对各种障碍的作用

1. 骨骼障碍 运动可增加骨内血流量、防治骨萎缩。运动可产生骨电现象,促进骨的吸收与形成。运动促进骨代谢,使骨盐量增多。

2. 关节障碍 运动可维持和扩大关节活动范围、防止关节周围软组织的粘连、减轻疼痛、保持关节周围肌肉的正常肌力、保护关节免受继发性损害。

3. 肌肉障碍 运动可以加强神经系统对肌肉的调节作用,可以促进肌肉组织的血液循环和代谢,可以使肌原纤维的数目增加而使肌纤维肥大,增强肌肉的力量,可以改变肌肉的张力和协调性。

4. 神经系统障碍 针对神经系统的物理治疗技术有传统的运动疗法、神经生理学和神经发育学疗法、运动再学习疗法等。这些技术可以改善与维持关节活动度、增强肌肉耐力、增强肌肉协调能力、改善平衡能力、改善步行能力,还可以提高健侧的代偿能力,以及进行矫形器的使用训练,促进感觉和运动功能的恢复。

5. 呼吸系统障碍 呼吸系统的物理疗法技术有控制性呼吸技术、气道分泌物廓清技术、体力的训练等。

控制性呼吸技术是通过呼吸功能训练建立有效的呼吸类型,减少气道陷闭,调整呼吸肌功能,提高通气能力,减轻呼吸困难。包括缩唇呼吸、腹式呼吸及用力吸气、呼气技术等。

气道分泌物廓清技术包括咳嗽训练、体位引流、拍背、胸壁震颤等以利于气道内分泌物的排出。

体力训练包括上肢训练、下肢训练、呼吸肌肉训练、呼吸体操等,可以提高体力,改善呼吸功能。

6. 循环系统障碍 在充分的康复评定的基础上,根据患者的具体情况采取适合的运动形式、运动量、运动频率等,帮助病人缓解症状,改善血管和心脏功能,在生理、心理、社会、职业等方面达到理想水平,干预其危险因素,防止疾病复发,提高生活质量。循环系统疾病的康复治疗应在不同时期,严格把握适应证和禁忌证,以保证病人的安全和康复治疗的顺利进行。

7. 代谢系统障碍 对糖尿病患者在控制饮食的基础上,掌握适应证和禁忌证,采取适宜的运动强度、运动方式、运动时间和频率等,达到降低血糖、防止并发症、改善全身状况的目的。通过运动消耗体内多余的热量,减少脂肪的储存量,减轻体重,可预防和治疗肥胖症,还可以提高肥胖者的心肺功能、减少心脑血管的危险因素、纠正由于饮食控制所引起的不良反应等。

8. 损伤 物理疗法主要是用于损伤后的恢复。治疗有两方面，一个是针对原发损伤进行处理，另一个是防治并发症。针对损伤可以利用理疗和恰当的运动方式，帮助患者提高肌力、防治关节挛缩、防治骨质疏松、防治血栓、改善损伤后的关节和肢体功能、改善全身状态、提高日常生活能力等。需要注意的是应掌握好各种损伤的特点，避免加重损伤和造成继发损伤。

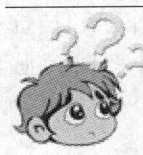

思考题
1. 物理疗法的手段有哪些？
2. 物理疗法的对象是什么？
3. 物理疗法的流程怎样？

（刘建华　吴卫红）

第三章 物理疗法的应用场所和相关专业人员

学习目标

1. 掌握物理疗法的应用场所，物理治疗师在不同工作场所中的功能特征。
2. 了解与物理疗法相关的专业人员的基本情况与作用。

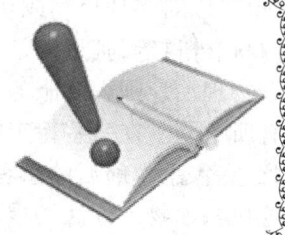

物理疗法及其从业人员不仅服务于医疗机构，而且也服务于保健机构、教育与研究机构、福利机构及社区与家庭，工作目的是完成全面、系统的康复任务。物理治疗师的工作不是孤立的，而是需要与其他专业人员相互配合，组成康复治疗组，按照康复流程进行康复医疗工作。

第一节 物理疗法的应用场所

物理治疗师在医疗、社会福利、教育、行政、社区等领域从事着相关的工作。其中在医疗领域工作的物理治疗师最多。以日本为例，在医疗领域工作的物理治疗师约占全部物理治疗师人数的 82%，而在其他领域工作的治疗师约占 18%。

在医疗领域工作的物理治疗师，主要是在医院里对门诊和住院的患者进行物理治疗。在治疗的疾病对象中以脑血管疾病患者居多，而障碍对象中关节活动范围障碍、肌力弱、偏瘫三类患者占多数。

在社会福利领域工作的物理治疗师，主要是工作在老年福利设施和儿童福利设施中。在这种领域上需要提供长期的物理疗法服务，随着国家对老年人和儿童问题的政策不断完善，服务于这种领域的物理治疗师会不断地增多。

随着国家目前对社区工作的不断深入，对社区居民的医疗服务范围也会扩大，社区对物理治疗师的需求会与日俱增。

一、保健机构

一般保健机构的业务范围为健康诊断、妇幼卫生、营养指导、卫生教育、环境卫生等。在保健机构中工作的成员有医师、药剂师、放射诊疗技师、营养管理师、保健护士等。在发达国家的保健机构中，物理治疗师也在其中发挥着重要的作用。

保健机构的物理治疗师是利用物理疗法的基础理论、基础知识、基本技能对健康人群、亚健康人群，乃至病人和残疾人进行健康教育、疾病和残疾的防治。重点是预防造成残疾的疾患，维持人们的健康水平，构建健康的人类社会。对出现疾病和残疾者加强宣传教育和保健工作，避免或减少严重残疾的出现。

二、医疗机构

与康复有关的医疗机构有综合医院和疗养院中的康复医学科、康复专科医院、康复中心等。康复中心多数以专科为主，也有综合性的，可以专门针对某种疾病或障碍进行康复治疗，也可以对多种疾病或功能障碍进行康复治疗。有的康复中心设有部分综合性临床科室，如内科、外科等，其目的是为康复病人的医疗安全起"保驾"作用。

物理治疗师大多服务在医疗机构中。根据医院种类的不同，物理治疗师的业务侧重点亦有所不同。在一些特定的医院中可能以急性期患者为对象，如急性期脑血管病患者、心肌梗死患者、手术前后的患者等。在一般的康复医院中可能以慢性期病人为服务对象。这些医疗机构以物理疗法为重要手段，通过功能康复训练，帮助患者出院后回归家庭、社会。物理治疗师与康复医师、康复护士、作业治疗师、言语治疗师、心理治疗技师等共同组成康复治疗组，对因伤病导致的各种功能障碍进行治疗，帮助患者回归家庭和社会。在医疗机构中的物理治疗师的工作内容是：完成治疗、参加定期的评定会、完成各种工作记录、参加科研和教学活动等。

三、福利机构

福利机构的形式多种多样，包括老人福利设施、残疾人福利机构、儿童福利机构等。老年福利设施最多见的形式是敬老院，儿童福利设施多见的是儿童福利院。在福利机构中工作的物理治疗师服务的主要对象是年老体弱者、心脑功能障碍慢性期的患者、肢体残疾儿童等。物理治疗师在福利机构中的任务主要是开展以维持运动功能为目的的运动训练和日常生活活动指导。对住在家庭中的患者，主要进行日常生活动作的改善和维持训练及对家庭成员进行指导。另外，还负责提出环境改造方案和辅助用具的处方。在福利机构中共同工作的成员还有医师、护士、社会福利人员、生活指导员等。

四、教育、研究机构

在发达国家，多数医学院校设有康复治疗学专业，学制有五年制、四年制、三年制。在这些教育机构中，除了培养物理治疗师外，物理治疗师本身也作为教师从事着教学工作。在针对障碍儿童所开设的各类学校中，物理治疗师完成教学和指导工作。目前，还没有物理治疗的专门研究机构，多数物理治疗专业的研究机构附属于大学或研究生院。

国内许多医学院校均设立了康复治疗学专业，本科学制有五年制和四年制两种，大专和中专院校学制为三年。以往物理疗法和作业疗法是在一起教学。目前，已经有物理疗法和作业疗法两个专业分开的四年制本科教育。这些医学院校是培养康复治疗人才的基地。随着康复医学的发展和人们对生活质量要求的提高，对康复治疗师的需求也越来越大，康复专业学校也会逐年增多，活跃在教育领域的物理治疗师也会从目前极少的状态，扩大到具有一定的规模。

五、社区及家庭

目前,康复患者多数分布在社区和家庭中。特别是老年人或老年患者,急需要物理治疗师为他们提供医疗上的帮助,帮他们提高生活能力和生活质量。对老年人的社区和家庭服务内容,包括维持健康、辅助日常生活动、帮助一般性护理、加强家务和经济管理、协调家庭关系、增强社会交流等。物理治疗师大多受保健机构或福利机构派遣,在社区和家庭中工作,目的是防止老年人废用性功能下降、及时调整环境、创造对外交流机会、提高生活质量等。

物理治疗师在社区和家庭的业务内容有功能评定、功能恢复训练、运动方法指导、对家庭成员进行指导、指导房屋改造、指导辅助用具的使用、提供可利用的康复服务设施的信息;为患者及家属提供精神上的帮助。

社区康复服务形式有短期住宿康复治疗和日间康复治疗,这要根据患者的实际情况进行选择。

第二节 与物理疗法相关的专业人员

康复医学与临床医学、预防医学、保健医学并列,被称为是医学领域中的四大学科之一。康复医学的目的是使残疾人最大程度地发挥其潜在的功能,恢复其应有功能,以获得尽可能独立地生存于社会之中的能力。要想达到这一目的,需要对残疾人的障碍情况进行全面的分析,进行全方位的康复治疗,涉及到医学康复、教育康复、职业康复和社会康复。物理疗法作为医学康复的组成部分之一,必须与其他相关医学专业配合,才能使残疾人得到综合的康复治疗,取得最佳疗效。

在康复医学中与物理疗法相关的专业人员有十余种,包括康复医师、康复护士、作业治疗师、听力语言治疗师、假肢与矫形器师、心理治疗师、社会工作者、康复工程师、职业训练师、社会福利工作者等。物理治疗师与这些专业人员合作,组成康复治疗组,形成完整的康复治疗体系。下面分述其他各康复专业人员的基本职能。

一、康复医师

以康复医学为专业,具有康复医学全面知识和工作能力的医生称为康复医师。康复医师要对患者的神经、骨骼、肌肉、循环系统和慢性疾病等进行诊断和治疗。同其他临床医师一样,要对患者进行问诊、查体,结合患者的实际情况进行相关实验室检查、影像学检查、功能检查等,对患者的各种功能状态进行准确的评估。需要熟练掌握肌电图、神经传导检查、磁刺激检查等运动电生理检查方法,并作出相应诊断。康复医师的治疗手段,除了一般药物治疗外,还包括组成康复治疗组,开具神经阻滞疗法、理疗、运动疗法、假肢支具等的处方,并组织实施。

康复医师作为康复医疗小组的组织者,要使每位治疗组成员清楚患者的功能状况,为他们提供最合理、最有效的治疗目标和方案,督促、检查治疗完成情况,保证康复流程的顺畅。

值得注意的是,康复医疗并非由康复医师单独进行,康复医师要与内科医师、外科医师、泌尿科医师等协同工作,共同制订最合理的康复治疗方案。在与多科室协作的过程中,康复医师要组织协调各科之间的关系。

二、康复护士

从事康复护理工作的康复护理人员称为康复护士。在康复医疗发达的欧美国家,康复护士作为专业护士进行培养,在我国还没有康复护士专业,缺乏康复护士的准入标准。

康复护士是康复工作的主要成员,除了进行一般性护理工作外,还要对患者的功能状况、日常活动能力等进行评定,寻找康复护理的问题点,开展病房内的康复护理和训练,如更衣、进食、排便、排尿等训练,监督、指导患者病房内康复训练项目的实施,完成康复组交给的工作任务。

康复护士与患者每天24小时地接触,是与患者关系最密切的人员,与患者的家属接触的机会多,便于与患者及其家属通过日常对话探讨康复治疗中的问题,了解患者出院后的计划。康复护士可以观察患者住院过程中的心理反应,了解患者蒙受不可逆的功能障碍时的心理变化,在实施康复治疗计划的过程中,为激发患者的康复愿望提供心理上的帮助。因此,康复护士在工作中既是护理任务的执行者,护理理论知识与技术的教育者,又是处理医患关系的协调者。

三、作业治疗师

从事作业疗法的康复治疗技术人员是作业治疗师(occupational therapist, OT)。作业疗法是为恢复患者的功能,有目的、有针对性地从日常生活活动、职业劳动、文娱活动和认知活动中选择一些作业,对患者进行训练,以达到治疗目的。

作业疗法通过手工制作等创造性活动改善患者的关节活动范围、动作的协调性、耐久性和肌力等。作业治疗师在患者肢体功能和日常生活动作的评定和训练中起着重要的作用。在康复评定的基础上,明确患者的问题点,选择有针对性的作业治疗项目进行治疗。对需要辅助具才能完成日常生活动作的患者,作业治疗师要帮助他们设计、选择合理的辅助具,并对他们进行相应训练,使他们尽快掌握其使用方法。

高级脑功能障碍会影响日常生活动作的完成,作业治疗师要对患者的理解力、定向力、判断力、计算力、记忆力的情况进行综合评估,并开展针对性的训练,以提高整体疗效。作业治疗师另外一项重要工作是确定患者出院后居住生活的房屋是否安全,患者是否适应家庭和社会生活。作业治疗师要与其他治疗组成员合作,提出指导意见。出院后的指导包括康复疗效的维持、房屋的改造、无障碍设施的设计、参与社会的各种条件的改善等。

四、言语治疗师

对患者言语障碍进行评定、训练、治疗的人员称为言语治疗师(speech therapist, ST)。言语治疗师为言语障碍者提供各种治疗,以恢复其语言沟通能力。包括对患者的言语能力进行检查评定,如对失语、构音障碍、听力、吞咽功能等的检查与评定;对神经系统病损、缺陷导致的言语交流障碍,进行言语训练;对患者进行听理解训练,阅读理解训练,发音构音训练,言语表达训练,书写训练等;无喉言语训练及喉切除术前言语功能咨询;对口腔缺陷者进行言语交流能力训练;指导患者使用非语音语言沟通器具;对吞咽功能障碍者进行治疗及处理;对患者及家人进行言语交流的康复卫生教育。

五、康复工程师

康复工程是应用现代工程学的原理和方法,减轻、代偿或适应患者的残疾的学科。从事康复工程工作的工程师为康复工程师(rehabilitation engineer)。

康复工程师处理与康复生物工程有关的各类事宜,主要是在假肢及矫形器具室工作,接受康复医师或其他临床医师介绍来诊的患者,从事康复工程器具的制作。包括对患者进行肢体测量及功能检查,确定假肢和矫形器的尺寸;制作假肢和矫形器;将做好的假肢或矫形器让患者试用,并作检查进一步修整,直至合适为止;指导患者如何使用和保养假肢或矫形器;根据患者使用假肢和矫形器的复查情况,不适或破损者要进行修整和修补等。

六、医疗社会工作者

医疗社会工作者(medical social worker, MSW)是促进患者社会康复的工作人员。其任务是帮助患者及其家属解决由疾病所致的障碍带来的各种涉及个人及社会的问题,使患者在医院得到最理想的治疗,并为患者提供有效的经济或社会福利资源的信息。康复医疗中,绝大多数患者会长期伴随躯体、心理障碍,处于能力下降、社会不利的境遇。医疗社会工作者作为康复小组成员,要调整康复治疗计划,使患者得到最有效的康复医疗。出院时,不但要确定患者的去向,还要考虑患者回归家庭或社会、重新就业等问题,尽可能使患者的生活恢复到病前状态。当患者的功能障碍导致能力显著下降时,要尽力帮助患者寻找可利用的社会福利资源。

医疗社会工作者的工作内容包括了解患者的生活方式、家庭状况、经济情况及社会处境,评估其回归社会需要解决的问题,了解患者的愿望和要求,共同探讨出院后如何适应家庭生活和回归社会,帮助患者正确对待现在和将来、解决思想和态度障碍;还要向患者家属做征询意见和解说工作,帮助患者与其家属、工作单位、街道、乡镇、福利机构及服务、保险、救济和社会团体取得联系,求得帮助,争取支持,为患者回归社会创造条件;随访和帮助患者,为解决困难提供服务等。

七、保健护士

在发达国家,除了普通医院的护士外,还有接受过保健教育,在保健设施、社区医疗机构中为患者服务的保健护士(public health nurse)。他们不仅对回归家庭继续康复的患者在医疗方面进行服务,也为患者与医院及诊疗所保持联系提供帮助。

八、心理治疗师

心理治疗师(clinical psychologist)是从事心理治疗的工作人员。接受康复治疗的许多患者,除了有躯体的运动功能障碍,还同时伴随着精神、心理上的问题。心理治疗师在康复治疗组内配合其他康复专业人员对患者进行心理测验,提供心理咨询,进行心理治疗,使患者得到心理康复,促进全面康复。心理测验和评定的内容有智力测验、心理测试、人格测试、精神状态测定和职业适应性测试等,根据心理测验结果,对患者的总体功能评定及治疗计划提供帮助,对患者提供心理咨询服务,特别是患者如何对待残疾,如何处理婚恋、家庭和职业问题;对患者随时进行心理治疗。

九、职业训练师

职业训练师(vocational counselor)是在残疾人设施、职业训练中心等机构中帮助患者就业的工作人员。通过了解患者存在的功能和障碍特点,评定其对各种职业的适应性,为患者提供最适宜的职业选择,还提供就业前的技术与技能指导。

职业训练师的工作内容有了解患者的职业兴趣、评定患者的职业基础和就业能力、为新就业和改变职业的患者提供咨询服务、组织求职技能训练、开展工作态度和劳动纪律等方面的教育及就业训练、帮助患者提供就业信息、联系职业场所。

十、介护福利士和社会福利士

介护福利士是日本的特有名词,1987年由法律承认。介护福利士是为日常生活动作需要辅助的残疾者、高龄者提供必要的、安全的辅助护理,同时也为一般的辅助护士提供帮助。介护福利士和社会福利士并不在医疗机构工作,而是在福利设施中工作,但其工作内容和医院康复护士的康复治疗、训练内容相似,介护福利士和社会福利士需要掌握康复医学知识和基本操作规范。

十一、护工

护工是指在医疗或福利机构工作,虽然没有医学专业资格,但可以在专业人员指导下工作的人员。当其在医院或其他设施工作的时候,有接受指导和必须执行医务人员指示的义务。在康复医疗过程当中,护工应当以患者为中心,和其他康复小组成员一样,要按照患者康复护理过程中的问题点完成自己的工作。

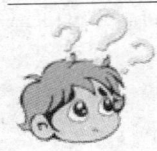

思考题
1. 物理疗法应用的场所有哪些?
2. 物理疗法师与哪些专业人员可共同组成康复治疗组?

(吴卫红　刘建华)

第四章 治疗处方与记录

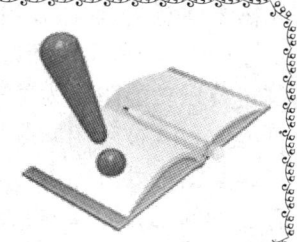

学习目标
1. 掌握运动疗法和理疗处方的记录方法。
2. 了解康复治疗处方的意义和内容。
3. 掌握物理疗法的记录方法、病例报告的书写方法。

医学康复是患者全面康复的基础,需要依据其自身的特点和规律才能完成康复治疗工作。要通过多学科、多专业结合的团队的工作方式对患者进行康复治疗,即小组医疗的工作形式。康复治疗组中包括康复医师、康复护士、物理治疗师、作业治疗师、言语治疗师、康复工程师、心理治疗师等。这一团队应按照康复流程,由康复医师负责组织定期召开评定会,在对疾病和障碍作出评定的基础上,提出应采用的康复治疗手段,以治疗处方的形式对各专业治疗师提出治疗要求,各专业治疗师完成各自的工作。在康复治疗过程中,所有治疗人员要做好与治疗相关的记录和报告。

第一节 康复治疗处方

一、处方的意义

在康复医疗的过程中,根据各种检查、评定结果,决定康复治疗目标、原则、内容、时间和预后,这是康复医学的特点。康复医疗工作是以治疗组的形式完成的。如果各专业人员缺乏整体治疗观念,各自独立地进行治疗,会因治疗原则、方法、目标等的不统一而影响治疗效果,导致患者的困惑与不安,失去治疗信心。所以,需要由治疗组的组织者——康复医师,通过康复评定会统一各专业的治疗目标、原则、方法,同时做好记录,以康复治疗处方的形式要求各治疗成员完成康复治疗工作。

康复治疗处方是康复医师向康复治疗人员下达治疗指令的医疗文件,具有法律效用。如同其他临床学科的处方一样,是完成各项治疗的依据,各治疗人员应不打折扣地执行,康复医师负有相应的责任。在处方中,康复医师要向各专业的治疗师明确指出治疗目的和具体实施方法,使治疗组成员的治疗目标和治疗手段达成一致。治疗处方可为康复治疗和管理提供永久的记录。

二、处方的内容

康复治疗处方中应当明确提出康复治疗的目标、康复治疗方法及内容、康复治疗过程中的注意事项和禁忌。有时，康复医师没能观察到患者康复治疗、训练的每一个细节，各专业治疗训练师有义务向康复医师提供这些详细信息，以利于制定出最符合实际情况的康复处方。康复处方并非是一成不变的，可根据患者的个体特点和治疗的进展情况进行调整，并确定新的处方。

需要注意的是，康复治疗患者往往同时存在有许多问题点，故需要在全面、系统的康复评定基础上，分清主要问题和次要问题，设计好治疗程序，使康复处方更加合理。康复处方的制定要以功能障碍为基准，围绕康复所涉及的问题提出治疗目标、治疗方案和具体方法。这种处方方式被称为问题指向性治疗处方记录(problem – orientated medical record, POMR)。

康复治疗处方的内容有一般项目（姓名、性别、年龄、病案号）、疾病诊断和残疾状态、主要存在的问题、治疗种类、治疗部位、治疗目的、治疗方法、治疗持续时间、频度、治疗总次数、注意事项等。下面举例说明。

(一) 例1

患者，男，55岁，脑出血恢复期（左基底节区、高血压性），右侧偏瘫，失语，肩关节半脱位。

1. 问题点

(1) 右侧偏瘫，肌张力高。
(2) 关节挛缩（右肩关节、右踝关节）。
(3) 右肩关节半脱位伴疼痛。
(4) 失语。
(5) 步行障碍。
(6) 耐久力下降。
(7) ADL自理困难。
(8) 需要房屋改造。

2. 物理疗法处方

(1) 右侧偏瘫和右肩关节半脱位：进行偏瘫功能评定；右侧上下肢运动功能训练，降低肌张力，诱发分离运动；纠正肩关节位置；右肩关节的理疗；右踝关节的生物电反馈治疗，促进右踝关节的背曲。
(2) 关节挛缩：进行关节活动范围的评定；进行关节活动范围维持及扩大训练。
(3) 耐久力下降和步行障碍：进行坐位和立位平衡训练和耐久力训练；进行平行杠内步行训练；评定下肢功能，决定是否使用矫形器。
(4) ADL自理障碍：进行卧位、坐位、立位的基本ADL训练。

3. 作业疗法处方

(1) 右侧偏瘫和右肩关节半脱位：进行偏瘫功能的评定；降低肌张力，克服异常运动模式，诱发分离运动；选用适合的肩吊带，纠正肩关节位置，强化肩关节周围肌肉的力量；进行功能性作业疗法训练。
(2) 关节挛缩：进行关节活动范围的评定；进行关节活动范围维持及扩大训练；进行功能

性作业疗法训练。

(3)肌力下降和耐久力下降:以改善坐位平衡和耐久力为目的,进行功能性作业疗法训练。利用站立台进行功能性作业疗法训练。

(4)房屋改造:配合相关部门,进行家庭房屋考查,提出改造意见。

(5)ADL自理障碍:进行卧位、坐位、立位的基本ADL训练。

4. 言语治疗处方

(1)失语:进行言语功能评定,从听、说、读、写几方面进行理解和表达训练。

(2)ADL自理困难:评定日常生活动作中的交流能力,并进行训练,建立交流途径。

5. 康复治疗目标

(1)近期目标:改善患肢功能,提高语言交流能力,提高ADL能力。

(2)远期目标:ADL基本自理,回归家庭与社会。

6. 注意事项　治疗过程中注意观察血压、心率等变化;治疗要循序渐进,从小量开始;避免进行抗阻力运动。

(二)例2

患者,男,45岁,类风湿性关节炎,右侧髋关节全髋人工关节置换术后。

1. 问题点

(1)右侧髋关节功能障碍。

(2)多发性关节挛缩。

(3)疼痛(双肩关节、双膝关节、双手关节)。

(4)双手指变形。

(5)肌力下降。

(6)耐久力下降。

(7)手指精细动作差。

(8)步行障碍。

(9)ADL自理障碍。

2. 物理疗法处方

(1)右侧髋关节功能障碍、多发性关节挛缩和疼痛:进行关节活动范围评定;水疗等全身温热疗法、蜡疗等局部温热疗法、肌肉及韧带松弛训练、被动和主动关节活动范围训练、运动体操、步行训练。

(2)肌力下降:进行徒手肌力评定;肌力增强运动(包括徒手抗阻运动和设备抗阻运动)训练。

(3)耐久力下降和步行困难:进行坐位和立位平衡训练、平衡杠内的步行训练。

(4)ADL自理困难:进行卧位、坐位、立位的基本ADL训练。

3. 作业疗法处方

(1)多发性关节挛缩和疼痛:进行关节活动范围评定;以改善关节活动范围为目的,进行功能性作业疗法训练。

(2)双手指变形:为防止双手指加重变形而制作手指支具;指导使用和安装支具,并进行相应的功能训练。

(3)肌力下降和手指精细动作障碍:为改善手指肌力和精细动作进行功能性的作业疗法

训练。
　　（4）ADL自理困难：进行卧位、坐位、立位的基本ADL训练。
　　4. 康复治疗目标
　　（1）近期目标：缓解疼痛，改善关节活动范围，提高ADL能力。
　　（2）远期目标：ADL自理，回归家庭和社会。
　　5. 注意事项　禁止右髋关节做过度的屈曲、内收、内旋动作；关节运动从无痛范围做起，运动量适度，避免继发损伤。

第二节　物理疗法处方

　　物理疗法的处方可用表格的形式书写，可根据工作的实际情况设计处方，原则是实用、便于操作。对于特殊的治疗，需采用特殊的表格。处方中明确指出训练的项目与种类、治疗的部位与方法。运动疗法和理疗的处方有所不同，现说明如下。

一、运动疗法处方

　　建立处方前，医师必须全面询问病史与健康状况，有无参加运动或训练的禁忌证，进行体格检查、功能检查与评定。由医生按患者健康情况、心血管等重要脏器的功能状态和运动器官的功能状态，确定恰当的运动疗法处方内容，指出运动疗法中的注意事项和所要观察的问题。

　　运动疗法处方的内容包括：选择运动种类、运动强度、运动时间、运动频率。运动种类分耐力训练、放松训练、针对性体操和器械训练等。运动强度通常以运动时心率、运动时摄氧量占最大摄氧量的百分数或代谢当量等指标来确定。脏器疾病时运动强度以中等运动强度为宜。骨关节功能障碍者的运动强度以每次运动后局部有轻微酸胀感和不出现疼痛为宜。神经系统疾病所致的瘫痪部位的运动则不应出现肌肉的疲劳感。运动持续时间取决于运动强度，一般性运动为20～30分钟，耐力性运动为15～60分钟，达到靶心率的时间不应少于10分钟。运动频率为每日或隔日1次。对神经系统和骨关节功能障碍者除每日1次外，还应增加自我训练的次数。需要注意的是每次运动、训练之间要有休息的时间。

　　靶心率指运动时需要达到的目标心率，它是判断有氧运动的重要依据。一般为运动试验后最高心率的70%～85%，约相当于最大摄氧量的60%～80%。达到靶心率水平时，可视为达到了合适的运动强度。物理治疗师根据医师的指示，在明确目标和确定方法的前提下，与医生和患者充分合作，运用相关的技术手段，按照一定的程序，分阶段进行运动。整个运动分准备期、持续运动期和放松期。准备期是做一些准备活动，约5～10分钟，主要是伸展性、柔软体操性的和小量大肌群活动。持续运动期是运动的核心内容，运动训练时间为15～30分钟，运动时心率达到和保持靶心率水平。放松运动期主要是做一些放松活动，持续时间5～10分钟，使身体逐步恢复到运动前的状态，心率<100次/分钟。运动治疗的方法有持续性运动、间断运动或循环运动，运动治疗内容主要有以下几个方面。

（一）关节活动范围训练
　　（1）主动运动。

(2) 被动运动。
(3) 主动-辅助运动。
(4) 持续牵张运动。

(二) 肌力增强运动

(1) 等长运动。
(2) 渐进性抗阻运动。
(3) 短时间最大运动。
(4) 向心性收缩运动。
(5) 离心性收缩运动。
(6) 等速运动。
(7) 徒手抗阻运动。

(三) 耐力训练

耐力训练指步行、慢跑、蹬踏固定自行车、游泳等,有大肌群参加的持续性、周期性运动。

(四) 协调性训练

(1) 精细动作训练:抓握、捏取等。
(2) 神经再教育:本体感觉受损或小脑功能障碍的协调性训练(Frenkel体操)。
(3) 平衡训练:视觉反馈训练、应付姿势变化训练。
(4) 松弛训练:指躯体在舒适稳定的姿势下,通过意念、暗示或某些特殊动作,使肌肉达到完全放松的一种训练方法。
(5) 垫上训练(基本动作训练):抬头、翻身、跪、坐、爬等。
(6) 步行训练:杖拐、手杖、助行器等使用的训练。
(7) 治疗性体操。

二、理疗处方

治疗师在明确疾病的诊断、病情、患者的功能状态和治疗目的后,根据医师的指示,选择适当的理疗种类、方法、剂量和作用部位及作用时间。疗程依据疾病的情况、理疗的种类和要达到的目的而定。一般急性病疗程短,慢性病则疗程长。

(一) 治疗方法选择

1. **温热疗法** 选择热源、治疗所需的确切温度,明确辐射源的类型和与身体的间距,注意保护不做辐射热治疗的身体部位。

(1) 表面温热疗法:湿温罨包法、红外线治疗。
(2) 深部温热治疗:超短波、微波、超音波治疗。

2. **寒冷疗法** 用冰、冰水等治疗。

3. **水疗** 指出水温度的范围,注意观察患者循环系统等不良反应,如面色、呼吸、脉率、血压等。

(1) 涡流浴。
(2) 哈伯特槽。
(3) 运动水池。

4. **牵引疗法** 适用于颈椎或腰椎疾病。

5. 电疗 说明电流的强度和持续的时间,作用电极的确切位置,如有药物导入要注意局部反应以及弥漫性全身反应。

(1)治疗性电刺激。

(2)经皮神经电刺激。

6. 低能量激光刺激。

7. 紫外线疗法 最小红斑剂量是确定剂量的简便方法。取决于治疗灯的类型和使用者的年龄、照射时间和治疗灯与皮肤的间距。

8. 生物反馈疗法 生物反馈疗法是将人们平常意识不到的肌电、皮温、心率、血压等体内功能变化,借助于电子仪器,转变为可以意识到的视听信号,并通过指导和自我训练,让患者根据这些信号,学会控制自身不随意的功能,用于防病、治病与康复治疗。

(二)注意事项

1. 理疗处方应在充分的康复评定的基础上建立,治疗的针对性要强。

2. 理疗师在治疗时要时刻观察患者的动态变化,遇有问题及时和康复医师及康复治疗组成员沟通,根据具体情况对运动治疗的细节随时进行调整。当进行比较复杂的治疗时,需要由康复医师判断、指导,与康复治疗组设置的治疗目标和原则相一致。

3. 理疗师在治疗过程中,要对患者存在的各种障碍进行严密的观察与评定,遇有特殊情况及时与康复医师或治疗组其他成员沟通。

第三节 记 录

一、物理疗法记录

(一)物理疗法记录的重要性

物理疗法记录的内容很多,不仅要记录物理疗法的有关内容,还要记录其他与康复治疗相关的信息。由于人的记忆有时间和空间的限制,要想获得长期、可靠的资料,需要利用文字记录当时的情况和经过。物理治疗师个人所得的信息要与康复治疗组其他成员交流和共享,如果不使用文字记录很难准确传达给他人。做好记录是物理治疗师的一项必不可少的工作,通过记录保留资料,无论记录者本人是否在场,其他人员均可通过记录下来的资料了解当时的情况。保存详细、准确的记录,对分析、讨论、解决问题是非常重要的。

物理疗法记录的重要性在于,它可以准确地记录不断变化的患者的情况和物理疗法的目标、计划等的完成和修订情况,为康复小组的其他各专业人员提供清晰、准确的关于患者的信息,对于判断康复治疗效果具有重要的意义。通过过去和现在资料的对比,对调整康复治疗目标、康复治疗计划和康复治疗方法等十分有益。

(二)物理疗法的过程和记录

在物理治疗过程中,需要按照康复流程,做以下4方面的记录(图2-4-3-1)。

1. **初期评定记录** 记录的内容包括患者发病经过、初诊时检查和评定测定的结果、患者存在的问题点、根据结果所设定的目标及制定的治疗计划、康复的注意事项等。

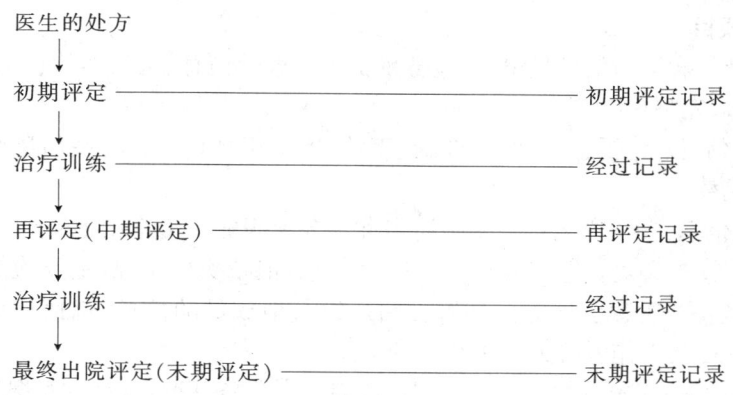

图 2-4-3-1 物理疗法的过程和记录

2. 经过记录 记录进行治疗时的物理疗法内容、治疗时间、患者当时的状况、治疗完成情况等。

3. 再评定记录 记录的内容是经过一段时间的治疗后,患者的状况变化、各项检查测定的结果、康复目标和康复计划完成情况、下一步的目标和治疗计划等。

4. 末期评定记录 记录物理疗法结束时所进行的检查及测定结果、康复目标和康复计划完成情况、出院后的建议与指导等。

(三)记录的原则

记录要简洁、明了,便于他人阅读。对患者的信息、评定和治疗项目以及变化情况,要有系统、详细的记录。记录时要使用通用的康复术语,使用医师、护士等其他专业人员均能理解的语言,尽量减少叙述性的文字,以便缩短记录时间。记录的方式可按照卫生行政部门统一规定的格式书写,如果自行设计书写格式,一定要符合本专业的标准。

(四)记录的内容和注意点

1. 评定记录

(1)评定记录的内容:包括评定记录者的姓名、评定日、检查测定项目、目前的问题点(problem list)、制定的目标(goal settion)、制定的治疗计划等。

(2)评定记录的注意点:除了记录上述必要项目外,需要注意的是不要忽略评定过程中的细节,如检查测定的部位、检查测定时的体位和姿势、所使用的测定器具和实施的方法、有无疼痛等不适反应等,都应该在记录中体现出来。

2. 经过记录

(1)经过记录的内容:包括记录者、物理疗法需要的时间、具体实施内容、实施结果、患者的反应等。

(2)经过记录的注意点:经过记录要坚持每日记录,治疗部位、治疗时的姿势体位、所使用器具和实施方法等,都要在记录中反映出来。

二、病例报告的书写方法

书写病例报告在临床上可以提高物理治疗师的专业水平,并可检测所采用的治疗方法和内容是否妥当,使治疗师能从中获得更多的经验,提高业务能力,促进今后的工作。

(一)记录项目

1. 病历记录 病历的信息量很大,应分别记录一般性信息、医学性信息、社会性信息等,使病历记录清晰、完整。

(1)一般性信息:包括患者姓名、性别、年龄、出生年月日等。这些信息要准确,患者姓名不能用别名代替。

(2)医学性信息:①诊断名称。②障碍名称。③现病史。④并发症和治疗经过。⑤既往史和治疗经过。⑥社会史。⑦家族史。⑧医疗信息:记录疾病状况、主要检查结果、治疗方法、用药、手术、禁忌、注意事项等。⑨来自治疗组其他成员的信息:包括从护士、作业治疗师、语言治疗师、社会工作者等人员中获得的信息。

(3)社会性信息:①家庭情况。②主要护理者。③经济状况:现在的状况和将来的预测。④职业史。⑤居住环境:特别是与日常生活动作相关的内容。⑥室外环境。⑦其他:医保、其他保险、学历、性格、兴趣爱好等。

2. 物理疗法的检查、测定

(1)整体印象:①疾病现状。②精神状态、交流状态。③全身状态。④粗大移动能力等。

(2)功能方面的检查测定:

1)精神状态:意识状态、心理状态。

2)高级脑功能:定向力、判断力、记忆力、理解力、计算力等。

3)言语功能:失语症、构音障碍。

4)心肺功能、末梢循环功能。

5)神经学检查:中枢神经系统、末梢神经系统检查。包括运动功能、肌张力、感觉、反射、病理征等。运动功能要记录随意运动状态、不随意运动状态、协调性等。肌张力要记录痉挛、僵直、柔软性、姿势的影响等。感觉包括深浅感觉、复合觉等。

6)形态的测定:有体重、身高、肥胖度、四肢长、周径、变形、萎缩等。

7)皮肤、软组织状态:颜色、肿胀、局部热感等。

8)疼痛:记录疼痛的时间、部位、性质、对活动的影响等。

(3)能力障碍方面的检查测定:要对姿势、步行、起居动作、移乘动作、移动动作、轮椅动作、身边动作、生活关联动作等进行评定,并记录。

1)量化的评定:包括借助量、时间、次数等的定量评定,同时进行定性评定。

2)进行静态和动态的评定。

3. 综合分析

(1)推测障碍的预后:了解疾病的一般发病经过及预后情况,并与病例的病态和经过加以比较,充分考虑并发症等对预后的影响,最后对预后进行推测。

(2)把握各障碍的关系:对功能障碍的原因、诱因,以及功能障碍之间的关系进行分析。通过对动作的分析,分析功能障碍和能力障碍之间的因果关系。对所造成的社会功能影响也要加以分析。

(3)了解患者的需求:掌握患者的疾病和预后,听取患者的需求,对不可能达到的患者愿望需求进行客观的分析,区分对待。

(4)找到康复问题点:通过以上三点的综合分析,总结出康复的问题点。把物理疗法能够解决的问题和不能解决的问题分开,不能解决的问题由临床医疗或其他专业人员帮助解决,消除物理治疗的不利因素。

(5)确定康复目标:康复目标分近期目标和长期目标。近期目标一般是2~3周左右的阶段性目标,长期目标是治疗结束后的目标。可以通过日常生活能力的评定,来判断康复目标的完成情况。

(6)制定治疗计划:治疗项目、部位、量(次数、时间等)、治疗手法、治疗的程序等。

(7)经过:把训练经过和再评定的结果进行总结记录,如果已完成现有目标,继续设立新的目标。对患者训练中发生的变化要进行记载。变更治疗方法时要写清理由。

(8)末期评定:准确记录整个治疗的结果。患者的情况无论有无变化,都要分析原因。

(9)讨论:对比初期评定与末期评定结果,分析整个治疗是否恰当、合理。记录尚存在的问题和今后的治疗计划。

(10)参考文献:记录分析过程当中所参考的文献。

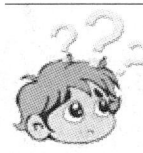

思考题
1. 康复治疗处方的意义是什么?
2. 运动疗法处方包括哪些内容?
3. 病例报告的书写方法。

(刘建华　吴卫红)

第五章　物理疗法的运营管理

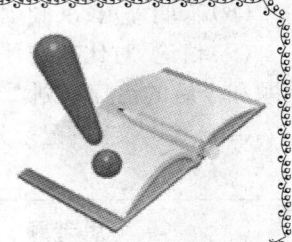

学习目标
1. 掌握物理治疗师的资格认定方法。
2. 了解物理治疗师的伦理准则、世界和亚洲物理疗法联盟的启动和作用、物理治疗师的专业教育情况。

物理治疗是属于医学范畴的专业学科，物理治疗师是从事这一学科工作的专业人员。国际上已经有了关于物理治疗师的资格确定、伦理准则及教育办法，本章将介绍这些内容。

第一节　物理治疗师的资格确定

一、国际概况

在美国、日本等发达国家对物理治疗师的资格确定有着明确的规定，并且有专门的物理治疗师协会组织。日本的物理治疗师至少要接受三年以上的专业教育，然后需要通过国家统一考试，才能获得专业物理治疗师资格。1999年世界物理疗法联盟对加盟的82个国家进行了有关资格制度的调查。收集到有效调查结果的59个国家中，49个国家有准入资格制度，10个国家没有相应制度。设有进行资格考试的国家有印度尼西亚、日本、韩国、新加坡、波兰、法国、美国、加拿大等。加拿大、美国、阿根廷是以各州为单位进行考试的。直接从大学毕业后取得物理治疗师资格的国家约占半数。这些国家同时有物理治疗师的道德伦理标准，明确了物理治疗专业是以发展公共保健、医疗、福利事业为目标的。另外，克罗地亚、斯洛文尼亚是通过临床考试合格后获得物理治疗师资格的。

物理治疗师资格的确定应该严格符合法律、法规的要求。已获得物理治疗师资格的从业者，应该遵守所在国制定的相关法律、法规。目前我国尚无针对专职物理治疗师的法规。

二、日本国的情况

现将从日本收集到的一些资料做简单的介绍。日本从1956年始针对物理治疗师制定了如下法律规定。

1. **法规的目的**　本法在认定物理治疗师和作业治疗师资格的同时，使其可以正常开展业务，从而达到普及医疗和提高服务质量的目的。

2. 定义　物理疗法包括运动疗法和理疗。运动疗法是指通过徒手或借助于器械改善患者各种功能的运动方法。理疗是指利用电、光、声、磁、冷、热和力学物理因子治疗的方法。从事物理治疗的专业人员称为物理治疗师。

3. 资格认定　通过国家物理治疗师的统一考试合格后方可获得物理治疗师的资格。考试合格后，要携带考试合格通知书和健康诊断书到医疗行政管理部门申请资格认定，才能从事物理治疗师工作。

4. 资格否定　资格否定的理由有受到罚款以上处罚者、作为物理治疗师从业过程中有犯罪或不正当行为者、平时有明显不良行为者、有精神疾患或毒品成瘾者。具有上述情况者即使考试通过也不能给予资格认定。

5. 资格取消　获得资格后，如触犯资格否定条款，将取消或停止从业资格。

6. 考试资格　高中毕业或在卫生部和文化部指定的学校学满三年以上的毕业者。在国外毕业或已获得资格者，如有卫生部长的认定便可以参加考试或给予资格认定书。

7. 处罚规则　泄露从业过程中获得的个人秘密、考试委员有不正当行为、违反停止名称使用的命令、违反名称使用规定等要予以相应的处罚。

8. 保守秘密的义务　不许向他人泄露从业过程中获得的个人秘密。即使离开了物理治疗师工作岗位也同样不能泄密。

9. 名称使用限制　禁止使用易与物理治疗师名称相混淆的称谓，如功能疗法师等。

10. 其他　其他条款还有物理治疗师名册、登记和资格证书的交付、行政委任、考试实施方法、不正当行为的管理、考试委员的准入和罢免等相关规定。

第二节　物理治疗师的伦理准则

1988年以来，我国卫生部多次颁发了《医务人员医德规范及实施办法》，对医务人员提出了基本要求，这是全体医务人员必须遵守的行为准则。其基本内容有：热爱专业、认真负责、不断进取、精益求精、清廉正直、平等待人、团结协作、共同提高、慎言守密、取信病人、仪表端庄、行为文明。物理治疗师作为康复医学从业人员之一，要共同遵守社会主义的医德规范。作为专业人员，应有物理治疗师的业务道德伦理标准，但目前我国尚没有明文规定。下面简单介绍世界物理疗法联盟和中国香港物理治疗师协会的相关规定。

一、世界物理疗法联盟的物理治疗师道德伦理准则

1. 物理疗法是全世界范围内康复医疗共同的需要，不应受到国籍、种族、信仰、肤色、政治、社会制度、性别的限制。

2. 物理治疗师明确自己的职责，了解本职业的局限性。因此，如无明确要求，物理治疗师应根据各自国家的道德准则，只能治疗由具有医师执照的医师推荐的患者。

3. 物理治疗师要忠实于患者，与医师一道，为达到恢复、提高患者身心功能的目标，提供物理治疗技术。

4. 物理治疗师应认识、了解预防残疾的必要性和在社区如何增进健康的知识。

5. 保持最高水平的知识与技术。

6. 物理治疗师应尊重患者和同事的文化及宗教信仰。

7. 物理治疗师应与同事及其他相关的健康职业从业者真诚合作。

8. 物理治疗师应对患者提供的个人信息保守秘密,除了与患者健康相关的事宜之外,不能与他人谈及患者的个人信息。

9. 物理治疗师不允许用自己的名字做任何产品广告和做任何个人宣传,除非有国家道德条款特殊授权。

10. 物理治疗师授权根据自己提供的服务公平收费。所收的治疗费用要在治疗之前通知患者。

11. 物理治疗师要严格遵守职业准则和个人道德准则,遵守职业信誉。物理治疗师可能会发现同事有对患者不利的失职行为,此时应根据各自国家组织制定的程序向有关部门报告,不准直接在患者或其他同事在场时汇报。

12. 物理治疗师应与其他公民和其他从业人员分担公益卫生工作。

二、中国香港物理治疗师的基本伦理准则

中国香港物理治疗师协会对注册物理治疗师的规定:

1. 物理治疗师要尊重所有个人的权利与尊严。

2. 对顾客的服务,不应受到社会地位、文化、宗教、政治、种族和国籍的影响。

3. 提供最好的服务。

4. 物理治疗师在工作中要保持最高水平的专业能力,并继续努力更新、扩展自己的专业知识与技能。

5. 物理治疗师在为顾客提供服务中,应充分认识到自己专业特长的范围和局限性。

6. 物理治疗师应清楚,无论何时对服务对象的治疗都需要以治疗组的形式进行。

7. 尊重患者对治疗师的信任,与治疗组的其他成员仅对服务对象的治疗相关问题进行讨论。

8. 物理治疗师应与同事及其相关的专业成员真诚合作。

9. 物理治疗师要保持积极向上的工作态度,同时为社区提供适当的健康服务。

10. 要确保专业的完整性不受到个人利益的影响。

11. 有责任向适当的机构反映所发现的非法行为或非伦理行为。

12. 不具备物理治疗师应具有的技能、知识和评定能力者不能取得物理治疗师的资格。物理治疗师的助手要在物理治疗师的管理下,具有相应的知识和技能方可履行其职责。

第三节 世界和亚洲物理疗法联盟及其作用

世界物理疗法联盟和亚洲物理疗法联盟是国际性的物理疗法行业和学术组织,对规范物理疗法的治疗、推动该学科的发展起到了非常重要的作用。以下介绍世界物理疗法联盟和亚洲物理疗法联盟的基本情况。

一、世界物理疗法联盟

（一）历史作用

1951年以英国和美国的物理治疗师协会为首，在丹麦的哥本哈根召开了世界物理疗法联盟总会。1953年召开了第一次世界物理疗法联盟学术会议。以后形成了惯例，每四年在世界范围内召开一次会议。世界物理疗法联盟的目的是制定和完善物理疗法教育标准、促进科学研究、提高物理疗法的地位、提出有关健康的社会问题和政治问题、与世界卫生组织等国际组织合作、为丰富和发展康复医疗服务做出贡献。

世界物理疗法联盟的具体条款如下：

1. 促进物理疗法教育和事业的高速发展。
2. 促进信息交流。
3. 促进科学研究。
4. 发展物理治疗师协会，帮助各国物理疗法团体为提高物理治疗师地位而努力。
5. 组织物理治疗师的国际会议。
6. 成为物理治疗师的国际代表。
7. 与各国及国际组织合作。
8. 发表与健康相关的社会、政治问题的意见。
9. 开展有利于联盟发展的合法活动。

（二）会员情况

到2000年世界物理疗法联盟的会员国达82个，我国尚未加入世界物理疗法联盟。已加入世界物理疗法联盟的会员国或地区见表2-5-3-1。

表2-5-3-1 世界物理疗法联盟会员国或地区

1. 非洲（Africa）

阿根廷、喀麦隆、埃及、埃塞俄比亚、加纳、肯尼亚、马拉维、纳米比亚、尼日利亚、南非、斯威士兰、坦桑尼亚、乌干达、赞比亚、津巴布韦

2. 亚洲、西太平洋（Asia - Western Pacific）

澳大利亚、斐济、中国香港、印度、印度尼西亚、伊朗、日本、韩国、科威特、马来西亚、新西兰、巴基斯坦、菲律宾、新加坡、中国台湾、泰国

3. 欧洲（Europe）

奥地利、比利时、保加利亚、克罗地亚、塞浦路斯、捷克斯洛伐克、丹麦、爱沙尼亚、芬兰、法国、德国、希腊、匈牙利、冰岛、爱尔兰、以色列、意大利、约旦、拉托维亚、黎巴嫩、列支敦士登、立陶宛、卢森堡、马耳他、荷兰、挪威、波兰、葡萄牙、罗马尼亚、斯洛文尼亚、西班牙、瑞典、瑞士、土耳其、英国、南斯拉夫

4. 北美、加勒比海（North America - Caribbean）

百慕大、加拿大、库腊索、危地马拉、牙买加、巴拿马、波多黎各、苏里南、特立尼达和多巴哥、美国

5. 南美（South America）

玻利维亚、巴西、智利、哥伦比亚、秘鲁、乌拉圭、委内瑞拉

（三）学术活动

从1953年开始世界物理疗法联盟组织了多次国际学术会议，增加了各国物理疗法专业

之间的交流,推动了物理疗法的发展。会议举办时间和地点见表2-5-3-2。

表2-5-3-2 世界物理疗法联盟学术会

次数	举办时间	举办地点
第1次	1953	英国
第2次	1956	美国
第3次	1959	法国
第4次	1963	丹麦
第5次	1967	澳大利亚
第6次	1970	荷兰
第7次	1974	加拿大
第8次	1987	以色列
第9次	1982	瑞典
第10次	1987	澳大利亚
第11次	1991	英国
第12次	1995	美国
第13次	1999	日本
第14次	2003	西班牙
第15次	2007	加拿大
第16次	2011	荷兰

二、亚洲物理疗法联盟

(一)历史作用

世界物理疗法联盟确定在亚洲太平洋地区成立物理疗法区域组织之前,亚洲物理疗法联盟就已经在东亚开始了独立的活动。1980年在中国台北召开了创立总会,第二年在泰国的曼谷召开了第一次总会和学术会议。亚洲物理疗法联盟的目的是促进各国的相互理解、合作、信息交流、科学研究和技术研究。

(二)会员情况

加盟亚洲物理疗法联盟的国家或地区有印度尼西亚、韩国、泰国、日本、菲律宾、马来西亚、中国的台湾。亚洲物理疗法联盟有别于附属于世界物理疗法联盟的亚太区域组织,是一独立的联盟组织。

(三)学术活动

亚洲物理疗法联盟原则上每3年召开一次学术会议,为避免与世界物理疗法联盟的学术会议重叠,有时间隔2年或4年举办一次会议(表2-5-3-3)。

表 2-5-3-3 亚洲物理疗法联盟学术会

时间	会议	国家或地区	地点
1980 年	创建总会	中国台湾	台北
1981 年	第一次	泰国	曼谷
1984 年	第二次	韩国	汉城
1988 年	第三次	日本	东京
1990 年	第四次	印度尼西亚	雅加达
1993 年	第五次	中国台湾	台北
1996 年	第六次	马来西亚	吉隆坡
2000 年	第七次	菲律宾	
2003 年	第八次	中国台湾	
2006 年	第九次	马来西亚	

第四节 物理治疗师的专业教育

一、教育的目的

为了构建健康的老龄化社会和以人为本的医疗和福利社会,以物理疗法为代表的康复医学的预防、治疗手段是不可缺少的基本条件。物理治疗师的人才培养是实现这一战略目标所必须完成的工作。物理治疗师专业教育的目的就是要培养出德才兼备、勇于奉献的专业物理治疗师。

二、国外情况

物理治疗师的教育在各国有不同的形式,包括三年制的专科学校、三年制的短期大学、四年制的专科学校、四年制的大学及研究生教育等。在世界范围内,能够培养学士学位物理治疗师的国家有 26 个。设有硕士、博士课程教育的国家有日本、美国、加拿大等。美国从 2002 年以后,所有的物理治疗师培养机构均配有研究生院。德国、美国、日本、法国、菲律宾、印度从事临床的教育课程要求是 50 学时以上。截止到 2000 年,日本培养物理治疗师的学校有 118 所。其中,专科学校占 76.3%,3 年制大专占 8.5%,4 年制大学占 15.3%。专科学校中 29.7% 为 4 年学制。

世界上每年毕业的物理治疗师情况大致如下:德国 5000 名左右、美国 5000 名左右、西班牙 3000 名左右、日本 2800 名左右、哥伦比亚 2000 名左右、法国 1500 名左右、英国 1420 名左右。另外,有 13 个国家每年的毕业生在 100 名以下。

三、国内情况

我国卫生部医政司对康复医学专业的物理治疗师、作业治疗师、言语治疗师等治疗师的要求是:初中毕业,经过 3 年专业培训,考试合格后方可取得康复治疗师的资格;或为医学中专毕业后经过一年专业化培训,考试合格取得康复治疗师的资格。

1989年至1998年,安徽医科大学、天津医科大学和首都医科大学先后开设了物理治疗技术大专班;武汉、湖北和山西等一些卫生学校开设了康复治疗中专班。安徽医科大学自1989年后10年招收六届大专学生,第七届升为本科教育;2001年教育部批准南京医科大学和首都医科大学开设康复治疗专业本科学历教育。

我国康复医学继续教育的发展速度很快,各种形式和内容的继续教育项目在物理治疗师的培养、教育过程中发挥了重要的作用。如南京医科大学第一附属医院康复医学科及其教研室于1986年成为卫生部定点的康复医学培训基地,1992年成立了康复医学培训部,现已举办了23期康复医学培训班,培训康复医师及康复治疗技术人员。安徽医科大学与世界卫生组织和香港复康会合作,自1989年起,承办了三届"世界卫生组织实用康复治疗师培训班",学制2年,共培养出144名康复治疗师。中国康复研究中心于1991年起举办数十期全国康复技术培训班,培养了许多物理治疗技术人才,向全国各类康复医院、综合医院的康复医学科及其相关专业科室输送了大批康复治疗师。中山医科大学与世界卫生组织康复合作中心共同合作,培养了大批康复治疗人才。

四、展望

为了适应社会进步和科学技术的发展,物理治疗师要对形成社会问题的疾病和残疾的原因、表现和结果有新的理解和认识。面对疾病和伤残,要充分利用和开发科学技术,为防病治病、克服残疾造成的不利影响做出努力,而完成好这项工作就需要大量的康复治疗专业人才。因此,物理治疗师的培养和教育就显得尤为重要。物理治疗师的培养、教育工作要与时俱进,需要参考先进国家的教育经验和发展趋势,对物理治疗师的教育进行改革,做好以下三个方面的工作。

1. 应对当前形势,满足不断增长的康复需求,扩大物理疗法服务范围,培养出适合不同康复机构的物理治疗师。

2. 为了培养出高学历、高素质的物理治疗专业人才,要建立、健全相应的教育制度,以保证人才培养的顺利完成。

3. 物理治疗师的培养、教育要系统化,并与其他相关专业的教育协调发展,保证教育质量。

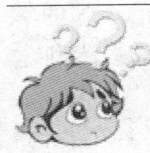

思考题

1. 日本针对物理治疗师的法律规定。
2. 物理治疗师应遵守哪些伦理准则?
3. 物理治疗师的教育目的是什么?

(吴卫红 刘建华)

第三篇　作业疗法概论

第一章 作业疗法的历史沿革

学习目标
1. 了解人与作业之间的关系。
2. 了解作业疗法的发展过程。
3. 掌握现代作业疗法技术的发展情况。

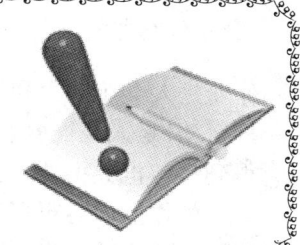

劳动创造了人类。人类为了生存,要通过各种各样的作业活动生产出生活所需的物质。也正是各种作业活动改变了人类生活的环境,进化了人类本身。作业活动不仅创造出了物质财富,同时也逐渐形成了以作业活动为内容的治疗方法而用于防病治病,尤其是康复。

第一节 人与作业

一、作业的产生与发展

作业疗法的历史是人类发展的历史,也是人类在地球上生活的历史。人类的起源与生存离不开环境,正是在不断与自然界接触的过程中,人类学会了生活和与自然界共存的办法。人类在与大自然的接触中积累了经验,提高了征服自然、改造自然的能力。正是在与自然界的接触中,人类发明了作业,通过作业保证了自己的生存,通过作业改变了自然环境,通过作业提高了生活质量。由于手的特殊功能,发展了人类的创造能力,人类用双手制造了工具,给自己的生活带来了方便,生产出了丰富的用品。

在人类社会早期的旧石器时代,那时99%的生产和劳动是为了获取食物。人类用自己的双手采集食物,包括采集植物、猎捕动物、打鱼等,手起着十分重要的作用。以后发现仅凭双手难以进行更复杂、强度更大的劳动,于是便发明了工具,制造工具的本身就是一项作业,工具的诞生使得人类的作业能力得到迅猛的发展。制造工具的过程充满了人的力量和智慧,是人的头脑和手的能力的综合体现。进一步通过人们之间的相互协作和学习逐渐构成了社会,通过采集和渔猎获得食物是旧石器时代的特征。进入新石器时代,出现了最初的土地耕作,农业经济创造了真正意义上的人类文明,除了熟知的饮食生活外,还出现了衣生活和居住生活,以后过渡到古埃及、古罗马时代,人类文明由初期的古代文明进入中世纪,艺术、工业、产业、文字、经济、文化等得到发展,作业能力进一步提高。

人类用自己的双手和头脑改变了历史,改变了自己,改变了赖以生存的客观环境,这其中作业的出现起了十分关键的作用,许多经典的历史书籍中都记载了工具与人类历史发展的关系。创造来源于技术和思维,这两方面是人类生活的基础,人类通过思维产生技术,通过技术创造出物质,物质的丰富推动了社会的发展。工具由作业产生,工具是作业的手段,作业是人们工作中必不可少的内容,工作是人类生活的基础,由此可见作业与人类生活有着密不可分的联系。随着社会的发展,作业逐渐被医学界所认识,在医学界作业不再仅作为劳动而是作为一种方法应用在患者的治疗中。

二、作业是人类生存与发展的基础

作业是人类用智力和体力与自然界发生作用,以满足自己的生活需要,实现自身的价值的一种行为,是人类征服客观世界的直接办法。在这一过程中人类获得了生活所需的物质,同时得到精神世界中的目标实现感和社会认可的成就感。

人类的作业内容很多,体现在方方面面。狩猎、采集野果、驯养动物、种地、做工、制造工具、商品交换、实验研究、艺术创作等与人类生活密切相关的内容均属于作业范畴。这些活动是人类在自然界的生活中创造出来的,同时又是满足人类生活所不可缺少的手段,是人类生存、发展的前提和基础。也可以说,作业的存在是人类的基础存在,作业的价值是人类的基础价值。

人类由于具有了作业能力而成了自然界的主体,社会发展正是主体的运动。人类得以从动物界进化出来,主要是由于作业的结果,作业使得人类手足分工,手形态和功能的改变、大脑的发达、语言的出现等,都是人类适应社会和改造社会的必要条件。人类通过作业发掘了自然资源,也创造了人造资源,赢得了适合自己生存和发展的环境。自然资源只能满足人类简单的生存,人造资源则能满足人类美好的生存。作业让人类提高了生存能力,财富交往又让人类增加了社会性,而财富就是人类劳动作业的结晶。劳动作业方式的发展决定了社会的形态,劳动作业形态的社会变换反映了人与人之间的物质变换关系。

作业具有自主性、自由性、安全性、舒适性等特点。自主性、自由性是反映作业人性化的最基本指标,是社会权力等级的指标。安全性、舒适性是作业的技术指标,是随着自然科学技术的进步而逐渐提升的。理想的作业应当以完全的主动性和完全的娱乐性作为基本特征。要达到这一目标,就必须实现作业的完整的自主性、完全的自由性、绝对的安全性、高度的舒适性,这就需要彻底消除权力等级,还需要高度发展的自然科学技术。

第二节　作业疗法的发展历程

一、作业疗法技术发展的初始阶段

作业疗法最初应用在精神医疗领域。追溯其历史可以看出,早在公元前 2000 年的古埃及就有利用作业的方法解除患者忧虑的记载,当时的医疗先驱者们非常重视人的躯体和精神的关系,在针对这部分患者治疗时,采取了有利于改善精神状态的躯体运动处方,包括骑马、耕作及游戏和娱乐等。公元前 600 年有人用音乐、歌曲、戏剧使谵妄症患者镇静下来。

公元前 25~45 年,由于解剖学及医学等其他学科的发展,人们意识到通过航海、狩猎、球类运动、跑步、行走而达到健康的目的。公元 1 世纪古罗马人采用运动、阅读、对话及音乐治疗心理障碍。

公元 2 世纪希腊医生认为垂钓、造房、造船等劳动都可以用于治疗。5 世纪英国神经学者 Caelius Aurelianus 提出通过主动与被动训练治疗各种瘫痪,以后随着植物学和解剖学的研究与发展,开发了药品及手术治疗方法,使得作业疗法等运动治疗方法陷入低谷期。直到 12~17 世纪欧洲创立了许多大学,同时也建了许多医院,兴起了科学研究工作,作业疗法重新被人们重视,在应用于精神科领域的同时,还将骑马等娱乐性活动用于治疗便秘、腹痛、痛风等内科疾患。另外,纺织、修鞋、陶艺等也被用于治疗疾病。

二、现代作业疗法技术的发展

17 世纪中期到 18 世纪初,解剖、生理等基础医学迅猛发展,作业治疗有了更多科学理论的支持,特别是与运动有关的神经系统结构和功能的逐渐明朗,使作业治疗不断专业化,主动活动、被动活动及两者相结合的作业,如锯木头、扫床、游泳、陶艺、缝衣服等作业被广泛应用于治疗中。欧洲各国相互联系合作出版了许多有关作业治疗的书籍,产业革命使人们更加重视健康与社会等问题。进入 19 世纪,对待精神病患者的治疗方法有了明显改变,一改过去对这部分人进行囚禁的办法,通过手工作业和其他劳动的方式为患者建立纪律和道德观念,同时发现这种形式还可提高治疗效果;19 世纪后半叶,作业疗法的应用范围扩大,还用于结核病、神经系统疾病的治疗。

1918 年第一次世界大战结束,战争造成了许多残疾人,而经济的复苏需要大量劳动力,残疾人的再就业成了大问题。因此,康复的概念及重要性开始被人们认识,对这部分人群的治疗不局限于改善因战伤所致的肢体功能低下,而且要考虑提高就业及满足社会需要所必需的技能,于是治疗方法和内容也就不断丰富。最早将作业疗法应用于战伤者康复的国家是加拿大,之后是美国、英国。在英国推动作业疗法的是著名医生罗勃特钟斯先生,他把这种方法用于骨科病人的治疗,并提出了有关的评定、治疗程序和标准。此后,这种治疗方法又扩展到儿科、神经科及其他与残疾有关的学科领域,使得治疗对象、内容、技术、方法及措施进一步发展。与接受过教育参加社会工作后致残者不同,先天异常或婴幼儿期发生障碍者的康复疗效受家庭理解程度的影响。成人障碍者由于具备一定的能力,故康复疗效较好,甚至可以接近正常人;而婴幼儿还处于发育阶段,疗效稍差,但在成长过程中给予适当指导,能力也可以显著提高。从这当中可以看出康复治疗的重要性。在当时对康复这一名词还没有详细的解释,这一术语在近几十年才被应用,并成为流行语,但怎样理解其含义是值得注意的,近年来的一致观点是,在提高患肢功能的同时提高适应社会的能力。康复治疗分为理学疗法、作业疗法、言语治疗等,康复工作不仅在这些疗法中产生,而且按不同的分支域、不同的专业实施,进行具体操作,这里面聚集了大量的技术成分,各项技术既各自独立又相互联系,在康复治疗中形成有效的网络,使得这项工作能有序地进行。

第一次世界大战前作业作为一种治疗方法应用在医学中被称为初级阶段;到了第二次世界大战后便进入发展阶段乃至专业阶段,当时在美国的康复医学中确立了作业疗法的位置,10 年后(20 世纪 50 年代)传到了亚洲,这个时期作业疗法得到了飞速发展,治疗对象由过去的骨科疾病扩展到脊髓损伤、风湿病、中枢神经系统疾病等,治疗手段也有了进步,不只限于作业和活动,还引入了自助具及家务劳动指导、室外活动指导及职业前评定、训练等方法,新的治疗方法进一步开发,包括渐进性抵抗运动、神经肌肉促通法、假肢训练、支具的制作等技术。

进入20世纪60年代,作业疗法的科学性研究达到兴旺时期,教育也被纳入康复内容中,确立了作业疗法在学术界的位置,并且在内科、外科、老年科及儿科等多个学科、各种人群中被广泛应用。

20世纪前虽然产生了与作业有关的疗法,但真正上升到理论的并不多;20世纪后康复的理论及概念有了很大的发展,有更多的学者加入到这项工作的研究中,加深了人们对这项工作的了解,推动了作业疗法乃至康复事业的发展。

康复医学工作者强调整体康复,即要从躯体、职业、精神诸方面全方位地进行康复治疗。训练的目的在于应用,要把训练的效果在日常生活和工作中表现出来,建设性活动及作业可作为治疗手段用于患者的疾病治疗中。治疗中采取的活动应该是质量高、重复性好、渐进性的,进行作业时要注意效率,作业疗法要从早期开始。

Krusen认为,训练时间过长会使患者丧失兴趣、产生不快感、缺乏耐心,为此要设计患者有兴趣的训练计划,作业项目要有竞争性,增强对患者的刺激;治疗者的态度对患者兴趣的培养、计划实施的监督及修改也十分重要。Spackman主张要将特定运动和全身运动进行分析,区别对待,按阶段选择适当治疗。MacDonld认为活动要有目的性,各阶段按既定目标去完成,并要和患者的实际情况相吻合,以达到最佳效果。Clark指出,小工厂对患者的活动有十分重要的意义,能满足医师的非医学活动的要求。松井提出,作业应该具有生理和心理的治疗效果,不同的患者要分别对待。秋元认为,作业疗法不是简单医学技术和职业教育,通过作业和活动还可治疗患者的精神障碍。Fidler指出,作业疗法有其独特的价值,即通过活动产生精神动力,利用对象关系和活动的现实意义进行治疗是作业疗法的主要特征。西方的另外一些学者在把作业疗法应用于精神科的治疗时,就手工艺与患者的关系提出了见解,认为:手工艺作为治疗方法必须是有价值的,患者应选择合适的手工艺,手工艺具有非语言性代偿作用,通过手工艺建立人与人之间的关系;在患者的康复治疗过程中治疗师的作用固然重要,但治疗媒体也十分重要,手工艺就是最好的媒体,可通过手工艺达到治疗目的。

1960年是动力精神医学的鼎盛时期,Azima在动力作业疗法中叙述了作业疗法对象的诊断、评定材料,功能变化,满足基本需求的机会,提高完整的自我防护等问题。随着技术的发展,神经生理学、运动学、社会心理学、行为学等方面的研究不断深入,产生了Ayres的感觉统合疗法、神经生理学疗法、Reily的作业行动疗法、漫步的发育疗法,这些成为作业疗法的基本方法而且被广泛应用。

20世纪70年代以后作业疗法的发展较为迅速。这个时期,在世界范围内康复医学的医疗、教育、科研诸方面都取得了很大的成就。作业疗法正向深度发展,已进入神经康复、骨关节康复、内脏系统康复、慢性疾病处理、儿童康复、老年人康复等各个领域,发挥着重要作用。

三、作业疗法学术和教育组织的发展

随着社会的发展,作业疗法逐渐有组织、规范化地进行。1917年美国成立了全国作业疗法振兴协会,1919年美国开设了波士顿作业疗法专科学校,随后其他地区也相继开办了此类学校,这些学校以后大多发展为大学,1923年成立了美国作业疗法协会,提高了这一职业在

社会中的地位,同时发行了该机关的杂志 Archieves。

1920年美国颁布了再就业法,以保护因产业所致的身体残疾者与正常人平等地再就业的权益。1932年美国作业疗法协会制定了教育、资格认定和会员注册方法,318名会员在严格考核下登记注册。

1930年英国的第一所作业治疗师学校成立。1932年英国成立了作业治疗师协会。1934年召开了第一次英国作业疗法会议。1938年组织了第一次作业治疗师公认资格考试,作业疗法开始有组织地进行。以后世界许多国家都建立了作业疗法学校,为培养作业治疗师建立了专业机构,各国作业疗法协会的出现使这一专业更加规范化,作业疗法逐渐在全球范围普及开来。

1954年成立了世界作业治疗师联合会(World Federation of Occupational Tharpists, WFOT)。WFOT是国际残疾人康复协会为推进世界康复事业的发展而发起创建的。1952年起在英国6个会员国代表讨论,制定了加盟该组织的条件、作业治疗师的教育标准及该组织的有关章程。1954年8月有10个国家的400名代表参加了第一次总会,以后每4年举行一次会议,第2次会议有32个国家、750名代表参加。

1956年全世界注册了52所作业治疗师培养学校,到1975年达到129所,1988年增加到205所。WFOT属非政府组织,其目的是:努力发展作业治疗师的教育;决定作业治疗师的国际最低标准;进行作业疗法部门的组织化指导;组织各国资料的展示和交流;发行与作业疗法有关的期刊、书籍等。

1959年WFOT得到了WHO的支持和帮助,作业疗法向世界各国推广,并建立了各国进行作业疗法的条例,具体内容是:作业疗法必须由国家最高医学权力机关(卫生部、教育部或医学组织团体)管理,得到WHO(世界卫生组织)的指导;作业疗法要在本部门的最高责任者的领导、协调下进行工作;开创者的兴趣、热情、意愿应得到支持和鼓励;将来要努力建立作业疗法教育机关。各国要定期向WHO和WFOT报告,WHO派遣顾问指导工作。WHO的顾问资格标准是:熟悉被派遣国的习惯、法律;掌握该国家的语言;有与该国家国民交流的能力;具有专业知识、经验及技术等。作为WFOT加盟国的义务是:按照WFOT的标准及条款完成工作;有年度报告义务;建立一所以上满足WFOT教育最低标准的作业疗法培养学校。

四、我国作业疗法的发展

我国汉代有用体操作为治疗及保健的方法,马王堆汉墓出土的《导引图》中绘有多种体操图,名医华佗的《五禽戏》就是最早的医疗体操形式之一。

康复医学在我国的真正兴起是在20世纪80年代,作业疗法作为康复治疗的重要手段被广泛应用。

作业疗法在我国根据世界作业治疗师联合会的有关章程,参照美国、日本、加拿大等国家的操作方法开展工作,各级康复医疗机构均实施作业疗法,作业疗法已经被应用于偏瘫、截瘫、脑瘫、截肢以及内科、外科疾病的治疗过程中。

我国相继成立了中华医学会物理医学与康复医学会、中国康复医学会、中国民政系统康复医学研究会、中国残疾人康复协会、中国医师学会康复医师分会及各省、市的康复医学会等团体,这些机构对制定作业疗法的相关制度及操作规程,起到了十分重要的作用。

我国有《中华物理医学与康复杂志》、《中国康复》、《中国康复医学杂志》、《中国康复医学理论与实践》、《中国临床康复》等专业杂志,这些学术刊物的出版促进了作业疗法的传播与发展。

我国在作业疗法教学方面也取得了进展,首都医科大学设有康复医学院,同济医科大学建立了作业疗法技术人员培训基地。

相信在不久的将来会产生与作业疗法相关的专业组织及团体,作业疗法专业将进一步发展。

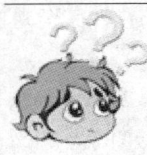

思考题
1. 现代作业疗法技术的发展过程。
2. 为什么说作业是人类生存与发展的基础?

(桑德春)

第二章 作业疗法的原理

学习目标
1. 掌握成长发育的决定因素及其遵循的原则。
2. 明确活动在治疗中的意义、活动的分类、活动的选择、作业疗法的相关理论。
3. 了解成长发育面临的问题和感觉运动的发育过程、躯体障碍的治疗方法。

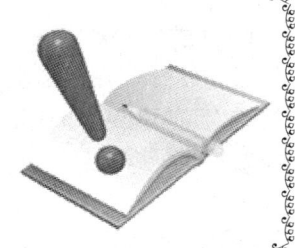

作业疗法是康复治疗的一项重要技术。它以多学科理论为基础,根据活动的不同属性、按照人的成长规律加以选择,应用于伤病的治疗过程中;针对各种功能障碍,逐渐形成了具有自身特色的康复治疗方法。

第一节 作业疗法与人的成长发育

作业疗法与人类有十分密切的关系。为了满足残疾人一生中的生产、生活需要,为了维持、开发残疾者的技能,作业疗法是不可缺少的治疗手段。也就是说,当一个人由于某种原因造成身体能力下降时,通过作业疗法可以减轻障碍程度,提高躯体功能水平,提高适应社会的能力。作业疗法的对象十分广泛,包括发育障碍者、老龄障碍者、躯体疾病障碍者、心理或社会功能障碍者,甚至由于贫困和文化差异造成的某种障碍者等。

作业疗法采用的活动内容,要根据接受治疗者的运动功能、智能情况、兴趣、对待社会的态度、社会活动能力、人际关系、自己周围环境等多种因素决定,并且要与人的发育过程相吻合,某种障碍发生在人一生中的不同阶段、不同时期,所采取的治疗方法和训练内容是不一样的,这是由所处人生阶段、时期应具备的能力不同而决定的。为一名儿童期的患者安排一些成人才能完成的作业内容是不恰当的,因为儿童还处于生理发育阶段,各种能力以及社会经验都处于不断增长的时期,应掌握的技能当然也是有限的,如果安排能力上所达不到的作业内容,不但没有训练价值,反倒容易引起厌倦和不舒适感,破坏治疗的主动性,降低患者的自信心,导致整个治疗计划无法实施,以致失去了治疗的意义。这就要求作业治疗师掌握更深层面的医学知识,熟悉人类成长发育的过程和不同时期的特点,从容对待各种患者,保证他们得到恰当的治疗。

人的感觉、运动、认识、心理、社会及文化都有一个发育的过程,其发生、发展、成熟受生物和环境因素的影响,有量变和质变的过程,整个发育过程是循序渐进的,但不同时期和不同阶段的发育速度又是不同的。一般认为发育是有规律的,如从头到足的规律(肌肉的发育、控制、协调都是从头到足,先是头,之后是躯干,最后是下肢),近端到远端的规律(先协调控制靠近脊柱的肌肉,然后控制远离脊柱的肌肉),粗大到精细的规律(先控制大肌群,后控制小肌群),一般到特殊的规律(先是全身运动,后分化为特殊运动),作业治疗师应当掌握这些规律,以便正确地指导治疗。

一、成长发育的决定因素及其遵循的原则

(一)成长发育的决定性因素

成长发育存在于出生到死亡的过程,人时刻都在变化,这种变化除了身体的,还包括心理的、社会的诸多方面。决定性的因素归纳起来有三个,即遗传因素、环境因素和个体本身的因素(表3-2-1-1)。

表3-2-1-1 生长发育的决定因素

层次	遗传	环境	个体本身
世界层次	人类物理特征的潜能;生长、寿命(生命周期)的潜能;行为(自我意识,自我定向,学习更正能力,数值和涵义的理解,符号的运用)的潜能;常规应激反应的能力	物质背景:需要适应;文化背景:指定的角色,习俗,价值,语言,家庭和社会结构,思想观念;社会背景(与家庭成员及其他人员的关系)	对自我的意识与衡量能力;对什么是真实的,什么是有价值的、重要的、好的,什么是可能的等问题的基本设想和态度的发展;掩盖正确评定或扭曲与自身的态度或需要有关的观念的倾向
社会(社区)层次	种族特征(如皮肤颜色,地方病);家族特征,某些特殊隐性基因和主要特性、品质	特殊环境的限制(如天气、食物的供给);某些特殊能力的需求;社会文化结构和特点;团体的社会风气(如价值取向,机遇和限制)	"基本基因类型"——与团体其他成员共同的价值与观念;团体中典型的目的与动机;自我鉴别和责任感的特有程度
个体层次	独特的体格特征;独特的心理能力;气质反应倾向(如气质,感受性,能力水平,耐力,恢复力);男性或女性	在特定团体中的会员身份;特殊的角色需要;与他人的特殊关系;在物质和社会文化环境中特殊的满足感与挫折感	独特的参考体系(对自身与自身相关的世界的设想与态度);能力、习惯和兴趣的独特形式;独特的生活形式(与行为一致)

遗传因素为人类提供了行动和成长的潜在力量,它与环境相互作用促进个体向一定方向发展。环境因素在遗传因素的基础上起着关键的作用,人的身体和心理发育需要一定的物理环境,而社会、文化环境在各个不同个体中也同样发挥着各自不同并十分重要的作用。个体本身因素的作用是将古往今来的经验和自己的行动相结合,评定新的体会,建立计划,进行新的活动。人的成长发育是遗传、环境、个体本身三个因素共同作用的结果,正是由于这些因素形成了与其他动物的区别,人们通过语言和社会活动创造了自己特征性的文化。

人类用自己特有的模式生活在自然界,成为主宰这个世界的主人,而所说的特有模式多数都是通过作业完成的。遗传因素决定了人类按照一定的方式产生、繁殖,环境因素为人类

成长、发育提供了必要的保证,个体本身的因素决定了每个人按照各自不同的方式生存。人类社会正是由特点不同的人组成了不同的群体,群体内的每个人用自己的作业能力起着不同的作用,发挥各自的功能,维护群体的利益,保证群体的存在,而群体之间通过分工与合作,完成着人类的共同使命,使得这个世界丰富多彩。

决定人类成长发育的三大因素既是独立的,又是统一的,三者缺一不可。人在成长发育过程中面临着许多问题,比如人的初期体验受后天的影响有多少,人们之间的相互制约,个体内外的相互作用等。为解决好这些问题,人们要遵循规律、按照成长发育的原则去做,才能保证自己健康发展。以往对此的研究主要是心理和躯体方面的,随着研究的不断深入,又分为运动、适应行动、语言和社会行动几方面,按各时期的完成标准进行研究。

(二)成长发育遵循的规律

1. 潜在力　成长发育具有极大的潜力,临床作业疗法要注意挖掘成长发育的潜在活性。

2. 时期和速度　成长发育的过程中,速度和量未必始终保持恒定,有快速成长期和缓慢成长期,各组织、器官成长发育所占的时期和速度也不相同。

3. 特征性　成长发育的不同阶段具有各自的特征。即在成长发育的连续过程中分婴幼儿期、儿童期、青年期、成年期、老年期等不同阶段,各不同时期有各自的特征。

4. 连续性　各阶段由前一阶段发展而来,前一阶段是下一阶段的基础。如儿童期是青年期的基础,跨越一个阶段的发展无论是躯体上还是心理上都是不可能的。

5. 类似性与差异性　任何人都要通过上述各阶段,但由于遗传、环境、个体等因素的影响,又表现出差异性,这两者是相辅相成、共同存在的。

6. 复杂性　从出生到成熟经过不断分化、组合的复杂过程,这种现象体现在躯体、心理、社会各方面。

二、成长发育面临的问题和感觉运动的发育过程

(一)成长发育面临的问题

人类在发育的不同阶段会遇到技能、态度、理解能力、社会适应等方面的问题,并且需要随时予以解决。

各阶段需要具备相应的能力,以适应该阶段的个人、家庭、社会生活需要(表3-2-1-2)。如在婴儿期的主要课题是学会走路,到青春期开始为工作、结婚做准备。如果这些问题在所处阶段没能得到解决,就很难适应当时的需要,如不能讲话的小儿就难以适应幼儿园的生活。

表3-2-1-2　成长发育过程中面临的问题

阶段	课题
幼儿阶段 0~6岁	能通过自己或其他人的帮助获取技艺。对自己成长的健康有了概念。学会给予爱和接受爱。能辨认出性别。达到熟练协调配合的能力。了解家庭成员的构成。有了好与坏的衡量标准。同时也懂得运用语言沟通,有了自我保护意识
儿童阶段 6~12岁	获取更广泛的知识,了解自然的和有关社会的现象。建立了个人卫生态度。知道了男性与女性在社会中的恰当角色。发展了道德品行和衡量价值的能力。学习阅读、协作、计算和其他智能技巧。学习物理技巧。学会付出与回报。有了责任心

（续表）

阶段	课题
少年阶段 （12~18岁）	对身份以及自信度开始有了清晰的判断力。对身体变化有调节能力。发育新的更成熟的和年龄段有关的能力。有独立情感。为选择职业而做准备。有了成熟的评定能力，开始有社会责任感。
青年阶段 （18~35岁）	开始为婚姻和家庭生活做准备，理解了人生的内涵。有了工作岗位。开始挑选配偶。建立自己的家庭。开始供给孩子物质及心理上的需求。料理家庭。和与自己有相同爱好的人组成社会集体。开始承担公民责任
中年阶段 （35~59岁）	彻底承担公民及社会责任。为后半生准备足够的财产。开始了成人的休闲活动，兴趣更广泛。帮助孩子成长为能负责任而且快乐的人。恰当地调节更年期
老年阶段 （60岁~）	调整日益衰退的体力。退休，以及收入减少。亲友或配偶去世。通过尽到社会或公民的义务来展示自己的才能。依年龄在社会上建立联系。继续维持放松的心态

从广义上讲，发育的课题因社会集团的性质不同而不同，比如在普通的社会环境中，小儿是要学走路、学说话，但在一些特殊的社会环境中，这一阶段还要学狩猎等。即使在同一社会，也因所处的集团、环境不同而使面临的成长发育的问题、内容不一样。尽管不同社会面临的成长发育的问题不同，但还有共同的、一般性课题：①实现自己与所处社会、环境的相应关系。②与文化相适应的躯体、心理、社会能力的发育。③人类生活上种种技能的准备和学习等。

人类成长发育的过程除了受遗传因素的影响外，还受到社会、文化和心理成长等方面的影响。躯体和生理的成长与发育成熟有关，心理、社会的发育与学习有很深的关系，人的成长发育是成熟与学习的相互作用的连续过程。人的成长发育遵循一定的规律，学习与培养必须符合生理发育过程。例如，让刚出生、连站立都不能实现的婴儿学走路是不可能的，按照发育成熟的顺序要在 1 岁左右才具有步行的可能，一般平均要在 15 个月左右才能较好地完成步行动作。同样，在还没有达到说话能力之前，急着让孩子讲话也是徒劳的，说话与神经系统、肌肉、声带和智力的发育有关，必须在条件具备的情况下才有可能讲话。

当生长发育达到一定程度后，训练对能力的提高是有帮助的。有人做过这样的研究：对出生后 10 个月的双胞胎进行爬阶梯实验，实验开始时两个小儿均不能爬阶梯，对其中一个进行每日 10 分钟、为期 6 周的特殊训练，结果可完成爬阶梯动作，而另一个未接受训练者仍不能完成这一动作，随后采取同样的方法对其训练，两周后达到了这一水平。

通过与周围环境的相互作用和刺激，数周就可以运用过去的体验：生后 3 个月左右的婴儿可按照大人的笑声和说话声学发声，这个时期如果没有来自外界的说话声和笑声，小儿的发声能力就会延迟。生后 6 个月到 1 年可学习逃避恐怖刺激，到 4 岁可较清楚地把握自己的姿势，有辨别、解释、评定自己的体验的能力。进入青春期可学习较多新知识，理解自己对外界的体验，可获得求知、感情的方法，并逐渐学会解决问题的方法。

（二）感觉运动的发育过程

实施作业疗法需要掌握人体发育知识，其中关系最为密切的是感觉运动发育过程。作业疗法的一个重要作用是进行感觉运动的评定和治疗，神经系统的种种感觉被阻断时就不能发育成熟，神经系统的发育成熟与有目的的环境刺激和产生相应的运动反应密切相关。

所谓感觉是指接受外界刺激进行判断、获得信息的过程。通过感觉能得到经验,如火是热的、冰是凉的、球是圆的等。也就是说,感觉是将信息同化的过程,在这一过程中机体具有调节作用,而同化、调节过程产生感觉运动行为。感觉运动的发育过程分4个时相,现分别进行介绍。

1. 第1时相　感觉运动功能通过成长发育的不同阶段逐渐成熟,最基础的是触觉、运动感觉、平衡感觉和视觉功能发育(第1时相)。婴幼儿期通过感受器不断地接受刺激,这些刺激包括体表与周围物体的接触、母亲的搂抱、洗澡、吃饭等,如果将这些刺激阻断,就会发生感觉障碍。运动感觉通过身体原始的整体反应传送给中枢神经系统,而翻身等冲动传到内耳又能促进感觉、运动及平衡功能的发育。婴幼儿最初没有空间概念,不能由视觉识别周围环境,以后逐渐学会判断明暗和物体的颜色,这种识别能力取决于对物体形状的感觉及两眼的距离感,通过不断培养即建立了空间概念。婴幼儿通过反复的触觉、运动感觉、平衡感觉锻炼并进行储备,完善其功能。

2. 第2时相　第2时相是指身体相、运动计划、身体双侧统合的发育。身体相的发育与解剖学构造和不同身体部位的相互联系有关,通过皮肤、关节、肌肉的系统刺激来完成,运动计划是身体相的实际技能。即在第2时相可感受身体各部位位置以及与整个身体的关系,并学会掌握身体的动态关系,如快速动作、缓慢动作、前后动作、作用动作、上下动作等。

3. 第3时相　第3时相是运动技能、形状、空间、方向的视感觉的发育。视空间感开始于对自身与空间关系的理解,如果缺乏对身体知识的了解,要学习空间概念是十分困难的。以自己的身体位置为中心,能偏离多少或向什么方向偏离,能否接近他人或物品,爬行,走路,手提物的触觉和运动感觉,均有助于形状和空间感觉的发育,伸手取物有助于深部感觉发育。这些将触觉和运动觉感受器得到的情报进行系统化的体验,加上视觉体验,有利于形状、空间、方向概念的发育。

4. 第4时相　第4时相是高级的认知、思考等学习技能的发育,在前3相的基础上发展而成。为了正确判断感觉运动功能的发育和障碍情况,首先要对上述问题进行评定,充分了解上述各时相的内容,以利于早期实施作业治疗。

三、危机时期和必需的刺激

人生初期给予某种刺激和活动是正常身体、心理、社会发育所不可缺少的,否则某些功能很难出现,即便出现也是迟缓的或部分的。许多学者研究了关于阻断刺激对感觉运动功能影响的课题,如在重度斜视时,即使单侧眼睛功能结构健全也达不到功能效果,而两眼的视觉像相混淆,脑内丢失了一侧眼睛获得的信息,结果是不使用的眼睛完全无功能,这时如果交叉使用两眼的话,或许能保持一定程度的功能。

对于很小就入院的患者,各种刺激被阻断时会造成身体、心理、社会发育的迟滞。即使是正常的小儿,在阻断种种感觉刺激后,也会引起认知功能、精神状态、情绪反应、身体相的变化。所以,治疗师、家长以及周围的人要注意给其丰富的触觉和运动感觉及多方面的刺激,以帮助他们进行正常的身体、心理、社会成长发育。

与社会关系密切的危机时期的研究有很多,所谓危机时期是指各种刺激容易被阻断的时期。许多动物都有出生后眼前有活动物的客观环境,这时的活动物大都是它们自己的母亲,以后它们接触了更多的东西,逐渐产生了世界感,当改变了它们的这些方式时就可能造成接受外界刺激途径的中断,形成发育危机。人类也是如此,但人类与动物不同的是,人类所处的生活环境和社会关系比其它动物要复杂得多,受各种刺激或阻断刺激后的影响也因人而异,而对人类进行这方面的实验是十分困难的。一般认为,人的危机时期是生后6周~7个月龄,这个时期与社会隔离会造成情绪和思维方式的巨大变化,导致各种能力的欠缺。相反,如果这一时期能与社会及周围环境良好地结合,能够得到周围环境的帮助,获得爱的满足,对成长发育则是非常有利的。

许多动物实验表明,智能发育存在着危机时期,发育的某个阶段的某种特殊体验是十分必要的,在丰富的环境中可获得多种刺激与进行探索、学习的机会。人在出生之后,可以从丰富环境中得利的是智能发育。有研究指出,生长在繁华城市和偏远农村的儿童的智力指数是不同的,前者的得分高于后者,其原因与周围环境刺激的质与量有一定关系。

危机时期是成长发育和提高能力的关键时期,要特别重视这一时期,因为一旦一种人生模式形成后再想修改是很困难的,甚至是不可能的。

第二节 活 动

一、活动在治疗中的意义

人的一生中会经历许多事情,为了适应社会要在不同阶段遇到各种问题,在通常的环境中所面临的课题是提高自己的适应能力以满足社会发展的需要。活动是提高适应能力和参与社会必不可少的条件,它贯穿于人生的始终,渗透于工作、生活、娱乐、学习等方方面面。作业疗法使用的活动包括现实生活中必需的日常生活技能、工作、职业活动、家务劳动、教育、社会活动等。这里面包含有一些创造性技能,如陶艺、木工、纺织、金属工艺和社会性活动如游戏、体育运动、话剧、园艺等,前者称狭义的作业活动,后者称广义的作业活动。

通过活动可获得种种体验,掌握许多技能。根据自己的兴趣选择适当的作业活动,既可提高患者的技能,又有利于认知能力的提高,从中又可建立良好的人际关系和社会态度,逐个攻克人生所面临的种种课题,促进成长发育。从这种意义上讲,把活动应用于精神障碍、身体障碍、发育障碍和老龄、贫困、文化程度低的人,可以起到治疗作用,也就形成了作业疗法。结合障碍程度提供作业活动的机会,对这部分人适应社会具有积极意义。所安排的活动应能调动患者的主观能动性,特别是对精神障碍者,要分析活动的基本内容和特征,保证作业治疗的顺利进行。

二、活动的分类

(一) McDonald 对活动的分类

作为治疗手段的活动的不能一概而论,要根据治疗目的进行分类。现介绍 McDonald 的分类方法。

1. 与工作有关的活动 包括在普通环境中的工作、在医院中的保护性作业等,如对书籍的管理等事务性作业,做饭等家庭性作业,园艺,医院内使用的印刷等作业。

2. 以改善身体健康为目的的活动 包括改善身体功能、促进健康的各种室内外游戏,游泳或医院内的治疗性活动。

3. 与人际关系和社会有关的活动　包括社会中或俱乐部中提高健全人际关系的必要技能,其中有日常生活不可少的个人卫生、穿脱衣服、饮食、排泄、入浴、购物等技能。

4. 以突出个人能力、体现创造力为目的的活动　包括音乐、绘画、手工艺、照相、集邮、木工、金属工艺、纺织、陶艺等,不同的个人或群体有不同的效果。

（二）美国作业疗法协会对活动的分类

1. 现实的活动　包括日常生活技能、身边事务处理技能、工作、职业作业、家务、社区服务、各种教育活动等。

2. 创造性技能活动　包括陶艺、美术工艺、皮革加工、木工、金属工艺、手工艺、纺织等。

3. 社会活动　包括个人和俱乐部活动、俱乐部游戏、体育运动、戏曲演出等。

4. 音乐活动　包括各种乐器的演奏等。

三、活动的选择

对不同障碍者选择与各自相适宜的活动,是作业治疗师必须考虑的问题。选择活动内容要从以下几方面入手。

（一）掌握患者的基本情况

要掌握患者以往的生活方式和工作内容:过去的生活方式如何,与哪些人有关系,以往接触的各种工作对康复治疗有什么重要的影响。

（二）考虑人际关系

人与人的关系是维系生命个体所必需的,人类正是在相互合作、相互交流的过程中,增强了自身能力。保持良好的人际关系对提高作业的兴趣及身、心健康水平十分有利。根据每个人的不同特点选择个人作业或集体作业便于提高个人的能力。从另外一个角度讲,对那些习惯于个人作业的患者,如果能采取恰当的方式,帮助他建立良好的人际关系,会使他在新的生活环境中获得更多知识,提高自己的能力,这一点对康复有很大的影响。

（三）针对治疗的目的

要按障碍的情况确定治疗目的。对身体功能障碍者,根据障碍情况为改善关节的活动范围、增强肌力、改善协调性等选择相应的活动。对发育障碍者,通过游戏改变患儿的身体、心理、社会的功能,但需注意的是,玩具的选择要适合发育阶段,否则达不到治疗作用。对精神障碍者选择的活动也要恰当,内容要丰富、合理,要讲究实效。

（四）掌握与障碍有关的各种伴随症状

在针对主要障碍治疗的同时需要掌握与障碍相关的伴随疾病和症状,并作为整体情况来处理,这样有利于选择合理的活动内容,而达到治疗目的。如对呼吸道功能障碍者,要特别注意避免棉织物和刺激性药品的使用。

（五）注意障碍者的兴趣

首先要掌握障碍者对什么活动有兴趣,然后去安排这些活动,活动目的要明确。

（六）要被患者接受

作业治疗活动的项目,应该能够传授给接受治疗者。也就是说,起到治疗作用的作业活动应该能被患者接受、学会并掌握。首先要了解该活动的起源、背景,然后按照活动的导入顺序进行,同时要考虑所使用的材料、道具的价格和购入方法,更重要的是活动的治疗作用,这种作用应体现在身体、心理、社会等多方面。

四、活动所需的材料和道具

活动所需的材料和道具有很多，包括日常生活、职业场所所需的工具、社会活动的道具、认知训练用品、自行设计制作的矫形器等，种类繁多。选用这些用品时要从使用价值、经济价值、质地、不同人群的需要等方面考虑，实用性好、价格便宜、材质好的用具就容易被患者和治疗者接受；同时考虑不同年龄、不同障碍者的具体情况，关键是要看用具的治疗作用，根据障碍者的不同治疗阶段选择恰当的材料和道具进行活动，才能帮助患者最大程度地得到康复。

另外，还应注意患者的兴趣与感受，如对一部分成年患者选择木工还是编织物进行作业活动时，首先要看患者的职业特点及兴趣；一般男性患者对选择编织作业似乎难以接受，而选择木工就容易引起兴趣；女性患者选择木工作业不恰当，她们会觉得编织得心应手，做起来也比较顺利。假如这两项作业都可以选择，就要注意材质对作业的影响，毛织物除了本身的特性外，有柔软、温暖的感觉，给人以舒适感，使人情绪得到安定。需要强调的是，按照患者的障碍程度及其所能达到的能力，要在不同的时期、不同的阶段，由简单到复杂，选择与之相适应的作业内容并且做到循序渐进。

第三节 作业疗法的相关理论

一、作业活动理论

作业活动理论是以活动为出发点提出的。这一理论认为，每个个体需要完成一种或一些作业活动来适应和满足个人或群体的生存、发展需要。作业取决于躯体、心理、社会环境的需要，通过作业达到个人对环境的适应，并受内外环境变化的影响。作业分生产性作业、自我照顾性作业和文娱性作业，各项作业包含兴趣、认知、技巧等成分。功能障碍是由一个或多个原因造成的，多发生于：①个体适应能力或作业能力下降时。②内、外环境突然变化时，如创伤、各种急性疾病时。③内、外环境长时间变化时，如发育迟缓、各种慢性疾病、老化等。功能障碍可导致行为表现变化和行为潜在能力变化。

正是基于上述各点，采取作业治疗手段，通过有目的的作业，以求改善患者的身体状态、提高功能水平、提高适应环境的能力、维持和开发自理能力、提高生产作业能力、提高娱乐性作业能力。作业疗法提供环境刺激，使者有机会作出反应，根据不同作业的特点和有目的的作业促进其发育，通过作业使者学习或掌握各种技巧，提高患者的生产能力和控制能力，并增强患者的自信心及责任感。作业疗法开始时是患者完成指导性作业，以后是逐渐减少失误，增强患者的注意力和判断力。

二、行为学理论

行为学理论由巴甫洛夫提出，是一个与学习相关的理论。该理论认为，在个体和环境之间存在着各种联系,环境作为一种刺激可使个体产生相应的反应,而个体有评估反应结果的能力,有利的行为将继续保留,不利的和不愉快的行为将被终止。从严格的意义上讲,人是不能主动选择行为的,而是根据过去的经验和现在的条件产生反应。纯粹的行为主义者不承认情绪、思想、内动力等不可观察,因此不能客观地研究因素的作用。广泛意义的行为主义者扩大了操作性条件反射的概念,认为个体不必亲身经历,可通过观察他人的行为结果学习、掌握自己所需的东西。其方法是将要学的东西分成许多有明确目的、正确方法的不同阶段,然后学习、强化、矫正,最终掌握。行为矫正的方法是先确定要达到的行为目标,提供行为的条件,对正确的行为通过饮食、代币、表扬等方法进行奖励,对错误的行为给予纠正,行为固定后逐渐减少奖励。

这一方法适用于颅脑损伤、焦虑症、恐惧症、学习困难患者。它的优点是目标明确,结果可以测量,方法可以调整,各种技巧可分段学习;其缺点是需要时间长,治疗师要专门训练,对误用行为不宜选用,学习不能泛化,强化停止后行为也消退。

三、心理动力学理论

心理动力学主要研究个体个性和动机的起因,以及促进个体获得自知力与走向成熟的方法,比较常用的是交互作用理论和心理分析方法。

交互作用理论主要是使用集体治疗的方法解决人际交流中的障碍问题。该理论认为,由于过去的不良经验、病态人格、缺乏经验、缺乏技巧、精神疾病或对现实的不正确理解,使患者不能正确认识和表达自己的需要和愿望,不能与他人构成一定联系。这一方法是由治疗师根据个性等将相似的人群组成一组,每周进行一次或数次集体训练活动,通过治疗师的指导和各位成员之间的相互影响、相互作用,开发患者的人际关系,提高患者表达自己的愿望与需求和感知他人的愿望与需求的能力,并使患者获得成就感。本方法的优点是实用性好;缺点是治疗周期长,需数个月,甚至在治疗停止后方可见效。

心理分析的方法认为,引导行为的不自知和模糊的驱动力和情绪本身不受主观随意控制,某些驱动力是固有的或能够用过去的经验解释的,经过长时间的治疗,个体可以从困境中得到一定程度的解脱。

四、心理社会论

心理社会论是在早期的作业疗法理论、精神分析理论和发育理论的基础上发展起来的,研究人们如何在环境中学会与人交往并提高个人能力。这一理论认为,人生来就有开发和控制环境的愿望,具体要求则取决于他所扮演或希望扮演的角色。其基本观点是人们通过学习角色的心理社会需要而与社会整合;患病时可能丧失某些技能,但可通过学习重新掌握;技巧的适应是渐进的,与其他技巧的适应同时进行并相互影响;适应是连续的,开始是自觉的学习和行动,以后成为不自觉的、熟练的习惯;多数适应是在与不断扩展的环境的实际交流中产生的,从而开发出现实需要的技巧。

心理社会模型由分析、发展和习得三个方面组成,与之相对应的有三个观点,即调和的观点、适应的观点和角色习得的观点。

调和是指人们的内心能够将一切因素(现实、信息、亲近、适当、独立、依赖、性、攻击、失落等)调和到较好的适应状态。调和的变化过程有交流、内省、评估、解决4个阶段,即个人首先分析自己不自觉的感觉,与上述各因素相对照(交流),然后这种感觉被开发和检验(内省),接着决定是维持原来的信念和行为还是加以改变(评估),决定予以改变时必将产生焦虑或发生冲突,这时需要支持给予解决。

适应是指能够适度地和满意地承担各种社会角色,必须适应以下几方面:感知、运动技能(认知感觉刺激并作出适应性反应的能力);认知技能(处理信息和解决问题的能力);冲动、客观的技能(在与环境的关系中,控制和处理个人冲动的能力);双边交流的技能(处理各种一对一关系的技巧);集体交流的技能(参与集体活动的技巧);自我认同的技能(认识自己的自主、自在、自身价值的能力);性认同的技能(认识性的良好本质,参与两性生活的能力)。

角色的习得是指完成任务技能的习得和处理人际关系技能的习得,习得的过程从家庭开始,以后从学校、工作、娱乐等活动中习得扮演不同角色的技巧。

心理社会理论对颅脑损伤等病后的生活调节是十分重要的,可作为选择各种作业活动的基础。

五、人本主义论

人本主义不仅是心理学理论,更是一种哲学理论,与西方的存在主义有关。人本主义认为应当把人当成一个整体看待,崇尚个人的经验和自我感觉,强调个人积极的本质,人们可选择自己的要求,控制自己的生活,生活应当是愉快的体验,人需要自我实现,要忠实,不要辜负他人的期待。

人本主义在作业疗法中体现的是以患者为中心的原则,患者作为一个整体有自己至高无上的感觉和体验,有权作出个人选择,因此即使过程很慢,治疗中的一切也由患者自己控制,治疗师只起促进作用,为患者提供条件和机会,帮助患者达到目的。当患者不能作出选择时,他人可根据患者的意愿帮助选择。正常情况下治疗技术的选择是由治疗师与患者讨论决定或由患者决定的,患者所接受的治疗是他个人的选择。该理论的优点是:患者是积极的;该理论的缺点是:目标选择可能是漫长的,缺乏方向性,治疗成功的难度大。

六、认知论

认知论要求理解如何形成知觉、记忆、概念等心理过程,治疗对象处理这些过程的效果与其学习、掌握规则、计划和实现行为的能力有关。认知理论与学习理论、发育学说、人本主义等结合可以引申出许多方法,作业治疗师可以采取该理论评定知觉、注意、关联、逻辑、记忆和结构性感觉、运动功能。认知理论认为,每个人都有自己的经验和对周围环境的理解,行为与情绪源于思想,思想源于对过去和将来的认知。通过分析认知过程,改进学习方法,利用有效的认知方法,可以纠正患者错误的认知、不合理的思维及不合宜的社会交往方式。具体方法有知觉训练、概念训练、记忆训练、失认训练、角色训练等,可用于治疗颅脑损伤、脑卒中、智力障碍、焦虑症、抑郁症、强迫症、恐惧症等。

应该指出的是,任何一种理论都有局限性,治疗师应该充分理解各种理论的实质,掌握其优缺点,恰当地应用于治疗实际中,不能把自己限制在某一理论中而影响治疗效果,要灵活地运用各种理论的优势部分,以保证康复治疗顺利进行。

第四节 躯体障碍的治疗方法

一、生物力学的方法

这是一种从运动学和运动力学的观点出发对肢体障碍者进行治疗的方法,用以解决关节活动度(ROM)、肌力、运动协调性及运动耐力等问题。这一方法适用于运动和运动模式控制能力正常,但关节活动范围、肌力、耐力不正常的患者。这部分患者中枢神经系统正常,却存在肌肉骨骼系统、周围神经系统及其他脏器的功能障碍。治疗上是从生物力学的观点出发,运用骨骼肌肉解剖学、神经肌肉生理学、运动学、运动力学知识,研究在不同的活动中相应肌肉所起到的作用,利用重力、摩擦力、阻力及杠杆改善其功能,提高耐久力,改善关节活动范围,提高肌力,在不同的情况下采取最适当的运动方式达到最佳的治疗效果。

这一方法的评定内容包括关节活动度测定、肌力测定、耐力检查、感觉检查等。从治疗手段上看,是要利用体位保持、被动活动及牵拉等方法以改善关节活动范围,利用等长、等张、等速等运动形式逐渐增加阻力、活动范围和速度的方法以提高肌力和增加肌肉体积,通过增加活动重复次数以增强耐力;治疗量的把握是以患者不出现疲劳为度。作业治疗师除了利用这一方法进行训练外,还可以利用生物力学原理设计自助具和治疗器械。

二、神经发育学的方法

神经发育学的方法是以神经发育为基本出发点,以知觉、运动功能障碍为治疗对象,也被称为感觉运动方法。人类的行动与高级脑功能有密切的关系,中枢性瘫痪与周围性瘫痪的恢复不同。有学者指出,周围性瘫痪是"量的变化",中枢性瘫痪是"质的变化"。两者相比较而言,中枢性瘫痪的治疗要复杂得多。这一方法利用特殊的运动模式、反射活动、本体和皮肤刺激以抑制异常的运动,促进正常的运动,利用人体发育的正常程序和中枢神经系统损伤后运动恢复的规律,促进运动功能的恢复。作业治疗师应利用这些原理为患者提供合适的条件,改变患者的生活方式,改善发育延迟、停顿或倒退的状况。

这类方法中比较常用的有 Bobath 疗法、Brunnstrom 疗法、本体感神经肌肉促进法(proprioceptive neuromuscular facilitatioon, PNF)、Rood 疗法等。其他还有一些方法,但理论基础基本是相同的,即:①应用神经发育学理论。②利用感觉刺激诱发或抑制运动。③由个别运动诱导出协调的运动模式。④应用心理的及运动的理论进行强化训练。⑤用神经发育学理论解释治疗的连续过程。

三、代偿的方法

代偿的方法是指由于障碍的长期存在,功能不能得到改善,通过代偿的方式提高患者的功能、去除独立社会生活能力障碍因素的方法。解决这一问题的主要手段是通过动作训练和环境改造提高患者的独立动作能力。作业治疗师要正确评定患者的潜在综合能力,把动作的各个要素整合为整体功能以发挥作用。这一方法本质上属于归纳主义,将人的生活、娱乐、生产活动看成一系列机械过程的集合，因此可以用物理的方法代偿。通过这种方式可以使由于残疾严重不能进行正常家庭、社会生活者获得补偿，重新独立生活。

本方法认为，通过一般训练采取适宜的技术达到目的的患者比较自由和独立；没有适宜技术时则要采取适宜的设备。通常这样的设备可以在市场上买到，市场上没有销售时治疗师可以自己制作，也可以通过改变环境的方法代偿。

这种方法既适用于永久性残疾者，也适用于暂时性残疾者。其优点是能较简单、快速地解决问题，比较实用，有价值；其缺点是注重研究缺失的功能而忽略尚存的功能，不注意研究产生问题的原因，注意明显的躯体障碍问题而不注意细微的心理障碍问题。过分强调代偿时患者会有一定的心理压力，虽然被迫接受器械，实际上并不乐意采用它，因此要求治疗师灵活、准确、科学地使用这些方法，针对患者的不同情况恰当地解决问题。

四、学习的方法

该方法认为，人的行为是人与环境交互作用过程中，环境回报和强化的结果，通过有效的学习使行为长期改变。患者由于各种原因造成学习困难、缺乏学习机会与学习经验，因而导致知识与技能缺乏，态度不正确，最终出现行为缺陷。该观点将作业疗法中的医患关系看成是教与学的关系，不过教学方式是非正式的、松散的，治疗过程中以患者为中心而非以治疗师为中心；学习是经验性的而非指示性的，学习方式不是空洞的说教而是强调接近生活的反复实践；治疗过程实际上是制定学习计划、学习目标和完成这一计划和接近并达到目标的过程；学习内容有知识、技能和态度。本方法采用行为学、发育学、认知学手段，引导患者学习，帮助患者提高各种技能和水平。

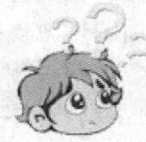

思考题

1. 成长发育的决定因素及其遵循的原则是什么？
2. 活动的分类和活动的选择方法是什么？
3. 作业疗法有哪些相关理论？

（桑德春）

第三章 作业疗法的对象

学习目标
1. 掌握躯体障碍的原因和种类,针对各种障碍的作业疗法的具体实施。
2. 掌握精神障碍者和老年人的作业疗法的实施。
3. 掌握儿童障碍的评定和作业疗法的实施。
4. 了解躯体障碍的原因和种类及心理特征。
5. 了解作业疗法对精神障碍者的作用。
6. 了解儿童期的特征和障碍的种类。
7. 了解衰老和老年人的特征。

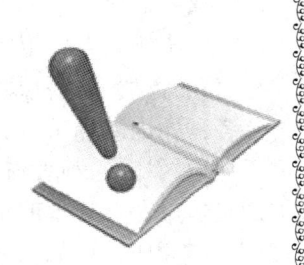

作业疗法应用范围很广,概括地说面临着三方面的问题,即生物的、心理的和社会的问题,凡涉及这几方面问题的个体都可成为作业疗法的对象。生物问题是医学上所讲的疾病、创伤、功能失调等,心理问题包括缺乏定向力、自知力、控制力、判断力及注意力不集中等情况,社会问题包括不适应环境变化、人际关系差、社会交往能力差、缺乏社区意识等。一般认为作业疗法不能完全消除造成生物学问题的原因,不能逆转其结局,但可改善所发生的功能障碍。上述三个问题往往不是孤立的,而是交叉存在的。这些问题可见于身体障碍者、精神障碍者及社会不利的情况,可见于儿童、成年人、老年人,男性和女性均可发生。本章重点介绍躯体障碍者、精神障碍者、儿童障碍者及老年障碍者的有关问题。

第一节 躯体障碍者的作业疗法

一、躯体障碍的原因和种类

(一)原因

躯体障碍的原因很多,大体分三大类:一是事故造成的躯体障碍;二是疾病造成的躯体障碍;三是原因不明的躯体障碍。

1. 事故 包括交通事故、劳动伤害、战伤与其他事故。
2. 疾病 包括先天和后天因素引起的疾病。

(1) 先天性疾病：
1) 家族性小脑失调症。
2) 脊髓遗传性失调症。
3) 脑瘫。
4) 先天性髋关节脱位、足内翻、斜颈。

(2) 后天性疾病：
1) 脊髓性小儿麻痹、结核感染、梅毒感染及其他病原体造成的感染。
2) 脑卒中、风湿病、各种神经病、骨关节疾病。
3) 脊髓损伤、末梢神经损伤、火器伤等。
4) 一氧化碳中毒、汞中毒及其他有毒物质所致的中毒。

3. 原因不明　有些躯体障碍的原因不明确，这里不一一列举。而且，有些躯体障碍的原因十分复杂，需要多学科共同研究，才可望得到揭示。

4. 各种原因的分析　从造成躯体障碍的发病比例上看，疾病比事故的发生率高；先天性与后天性原因比较，前者占4.6%左右，后者占绝大多数。在先天性因素中，环境污染、食品添加剂是造成胎儿畸形的主要原因，所以说对这些因素的管理和控制是十分重要的。在先天性肢体障碍中，脑瘫、先天性髋关节脱位、足内翻、斜颈尤为多见，原因多是感染、产伤。

(二) 躯体障碍的种类

上述原因可单独作用，也可联合作用，造成多种多样的躯体障碍。各种障碍往往不是单独存在，而是复合存在的，重叠的种类越多则障碍程度越重。

1. 肌力障碍　肌力障碍可表现为最大肌力下降、肌耐力障碍，见于各种原因。表现为肌力低下或丧失的疾病有小儿麻痹的脊髓前角细胞受损；外伤和肿瘤损伤脊髓造成的截瘫和四肢瘫。脑卒中和脑瘫等中枢神经系统损伤引起的肢体瘫痪，可表现为单瘫、偏瘫、四肢瘫等，末梢神经损伤可导致局部或整个肢体瘫痪，长期的病理原因如关节疼痛等可引起废用性肌萎缩。

2. 关节活动范围受限　关节活动范围受限性疾病有各种原因引起的关节内外变化，即关节周围肌肉、肌腱、关节囊、韧带的变化。骨异常，如骨折引起的骨的排序异常、骨关节周围创伤形成的瘢痕、疼痛，肌紧张或肌力不均衡所致的骨关节运动受限。

3. 感觉、知觉功能障碍　这类障碍见于从外周感受器到中枢整个传导通路各个环节的病变，如烫伤、创伤、褥疮引起的触觉、痛觉、温度觉等障碍。

4. 运动速度、节律障碍　前述的肌力低下、关节活动范围受限、感觉障碍等，均可引起运动的速度、节律异常，最常见的是脑血管疾病、脑外伤、脑瘫、脑肿瘤、脑炎等所致的大脑皮质、椎体束及其他部位的神经细胞损害。

5. 躯体部分缺损　躯体部分缺损多见于外伤、肿瘤、循环障碍造成的截肢，还可见于先天性的肢体形态异常，这种情况可用各种假肢、支具代偿其功能。

二、躯体障碍者的心理特征

(一) 躯体障碍者的心理状态

正确把握躯体障碍者的心理特征，要通过一系列心理评定方法和技术，包括智力测验、投射技术、人格评估、临床神经生理学检查等。

躯体障碍者常常表现如下几种心理状态。

1. 否认　不承认瘫痪的存在和对身体的影响、不接受既成的事实、不面对由残疾引起的各种实际情况、不肯接受治疗、拒绝别人帮助、不能实事求是地改变自己的生活方式。

2. 焦虑　对瘫痪的影响和预后过分担忧,感到巨大的精神压力,焦躁不安、不知所措、精神紧张、恐惧。

3. 抑郁　对前途悲观失望,对治疗无信心,情绪低落、表情淡漠,对生活及周围环境缺乏兴趣及关心,郁闷不乐、自卑、自责。

4. 愤怒　有明显的心理冲突、怨天尤人,对周围事物缺乏耐心,易发脾气、反复无常。

5. 依赖　过分依赖别人帮助和照顾、缺乏自立观念、事事要求别人关心、无限制地向别人提出要求,不愿意通过治疗提高个人能力。

(二) 致残后心理变化过程

Krueger 对致残后心理变化过程进行了系统描述。

1. 震惊期　病人对突然降临的残疾无心理准备,不了解发生的事情和结果,表现为情感上震惊或麻木或无反应。此期一般经历数小时至数天。

2. 否认期　震惊期过后,当病人领悟到自身疾病可能造成的残疾时,表现为否认自己的残疾,以避免心理上的痛苦,一厢情愿地曲解病情,不愿意了解疾病的预后。此期一般经历数天至数月。

3. 抑郁期　病人一旦领悟到自己将变成残疾人时心情骤变,表现出极度的痛苦和悲哀,心情压抑,有无用感、无助感,对周围事情失去信心和兴趣,悲观绝望,不愿意与他人接触。此期一般经历数周至数月。

4. 对抗独立期　表现为对抗心理,自己能做的事不去做,偏要依靠他人,不积极配合康复治疗。

5. 适应期　病人在平安经历上述各期后进入本期,表现为承认自己的残疾事实,采取积极的措施面对今后的生活,寻找办法减轻痛苦以适应残疾后的生活。

三、躯体障碍者作业疗法的实施

(一) 实施细节

接受躯体障碍患者后,首先要做的是对这些患者进行全面、正确的评定。评定所采用的方法有观察、问诊、查体、客观检查及评分等。然后将所得的结果进行整理、分析、总结,根据评定结果制定康复治疗计划,由康复医师开出康复处方,作业治疗正式启动。

需要强调的是,在整个作业治疗过程中,康复目标的确立是十分重要的,包括短期目标和长期目标。长期目标可以看做是整个康复过程的最终目标,短期目标则是为完成最终目标设立的阶段性目标。完成这些目标和计划需要有各种手段,这些手段包括作业疗法技术,家庭、社会、医院等各种环境,治疗师的能力,患者、家属及来自社会各方面的支持。

无论是康复目标还是治疗计划都不是一成不变的,需要根据不同阶段的不同情况进行调整,这样就需要再评定。因此,评定在整个康复治疗过程中也同样是非常重要的,通过康复评定总结前一阶段治疗情况,从中发现存在的问题,及时修订治疗方案和方法,以保证康复治疗的顺利进行。

作业疗法作为整个康复疗法的一部分,在身体障碍者康复过程中起着非常重要的作用,其作用和方法见表3-3-1-1。

表3-3-1-1 躯体障碍者康复治疗的基本作用及方法

障碍水平	治疗作用与方法
1. 功能、形态障碍	(1) 促进末梢性和中枢性瘫痪、共济失调、吞咽障碍、构音障碍、排泄障碍、心肺功能障碍的恢复 (2) 预防和治疗并发症,特别是废用综合征 (3) 促进失语、失行、失用等高级脑功能障碍的恢复
2. 能力障碍	(1) 正常部位、正常功能的强化、开发及能力的恢复 (2) 利用假肢、支具、拐杖、轮椅及各种器具提高能力 (3) 通过学习新的手法提高日常生活能力、社会生活行为及职业能力 (4) 通过社会生活技能训练改善人际交往能力
3. 社会不利	(1) 指导改造房屋 (2) 指导家属 (3) 促进重新就业 (4) 介绍趣味体育运动、旅游等社会性服务以提高患者生活质量 (5) 与有关机构联系为儿童提供受教育的机会 (6) 介绍福利机构为重症患者提供帮助,减轻家庭负担 (7) 利用社会福利制度帮助患者落实补偿金、房屋改造费用等
4. 心理障碍	(1) 患者教育:为患者提供有关的知识 (2) 家属指导:指导家属接受患者 (3) 帮助解决各方面的障碍

(二) 实施流程

躯体障碍者作业疗法的实施流程可以归纳为:作业治疗师接诊病人→体格检查→初期康复评定→制定康复目标、治疗计划→按康复处方进行作业治疗→再次康复评定→继续作业治疗→……→完成治疗计划、达到康复目标→末期康复评定→结束治疗。

第二节 精神障碍者的作业疗法

一、精神障碍与精神疗法

作业疗法的发展过程与精神医学领域有密切的关系,精神医学领域的作业疗法与躯体障碍者作业疗法有着本质的不同。精神医学不仅是生物医学的问题,而且与人的社会生活有着紧密的关系,因此精神障碍者的作业疗法需要更广泛的支持,需要更多人的参与。当然,每一位患者的情况不同,治疗也不能千篇一律,应根据疾病特点,采取最适合该患者的治疗方式,以取得最好的疗效。需要明确什么是精神障碍,什么是精神疗法。

(一) 精神障碍

精神障碍(mental disorder)是广泛的精神功能状态异常的总称,包括神经症、心因性疾患、精神薄弱、性格异常等。但也有人认为性格异常受自身文化、社会环境的影响,不应该归入精神障碍的范畴。本章涉及的问题属广义精神障碍,所以也将性格异常纳入其中。精神障碍包括抑郁症、精神分裂症、非定型性精神病、症状性精神病、中毒所致的精神障碍、脑部疾患所致的精神障碍、精神薄弱、心因反应、神经症、性格异常、伴有躯体障碍的精神障碍等。归纳起来精神障碍的含义要从以下四个方面考虑。

1. 精神障碍包括从精神病到社会的不适应这样一些人群的障碍,也就是说包括所有精神状态混乱者的障碍。WHO第9次国际疾病分类和美国精神医学会的精神障碍诊断标准第3版(DSN－Ⅲ)提出的概念是:精神障碍是指以主观体验异常及行为异常为主要症状的大脑功能活动障碍的总称。

2. 精神障碍的种类有许多,比较全面的是DSM－Ⅲ的分类(见表3－3－2－1)。

表3－3－2－1　DSM－Ⅲ 精神障碍的分类

障碍类型	具体情况
1. 幼儿期、少儿期、青春期发生的障碍	(1) 精神迟滞 (2) 注意缺陷障碍 (3) 行为障碍 (4) 小儿或青春期不安症 (5) 小儿或青春期的其他障碍 (6) 摄食障碍 (7) 伴有躯体障碍的精神障碍 (8) 整体发育障碍 (9) 特异发育障碍(用 Axis－Ⅱ评定)
2. 器质性精神障碍	(1) 老年期或老年前期痴呆 (2) 颅内病变所致精神障碍
3. 精神分裂症	
4. 妄想性精神障碍	
5. 没有分类的精神病性精神障碍	
6. 情感障碍	(1) 严重情感障碍 (2) 特异性情感障碍 (3) 非典型情感障碍
7. 躁狂症	
8. 有躯体表现的精神障碍	
9. 性心理障碍	(1) 性同一性障碍 (2) 性心理功能异常 (3) 其他性心理障碍
10. 幻觉障碍	
11. 适应障碍	
12. 人格障碍(用 Axis－Ⅱ评定)	
13. 受身体疾病影响的各种心理障碍	

注:在 DSM－Ⅲ中有 Axis－Ⅰ(临床综合征),Axis－Ⅱ(人格障碍及特异障碍),Axis－Ⅲ(身体疾病及身体状态),Axis－Ⅳ(心理的、社会的承受力),Axis－Ⅴ(过去一年的适应能力的最高水平)等多种诊断系统。

3. 精神处于持续或固定的缺陷状态。这类精神障碍要从两方面考虑，即人的精神功能持续丧失或存在着不可逆的缺陷。前者是由战伤或劳动伤害所致的残疾，这部分人能够得到不同等级的补偿（军人津贴、残疾补助等）和训练帮助，可判断为"功能残疾状态"，同时常常伴有精神障碍；后者是以往就存在着精神障碍并为固定状态。可是，要想将两者严格区分有时是很困难的，因为两者往往是交替存在的，有时看似处于固定状态，但在一定程度上又是可逆的，故要详细了解每一个患者的具体情况，对其疾病正确认识，以指导治疗。

4. 精神障碍由医学的、社会的、文化的因素决定，有功能障碍、生活上或实用上的障碍。这是一个较新的概念，是精神障碍康复医疗技术体系的基本理论依据，按照国际残损、残疾、残障分类标准，残疾的概念包含残损、残疾、残障等几方面内容，因此对精神障碍的康复治疗要全方位地进行考虑。

(二) 精神疗法

一般认为，精神疗法（psychotherapy）是可以改变患者心理状态的治疗手段的总称。通过治疗，患者可以认识自己的疾病，建立信心，消除紧张，解除压抑，从疾病的困扰中解脱出来。作为精神障碍者的治疗方法有利用自由联想的精神分析法、针对神经症的森田疗法、适用于儿童的游戏疗法、利用患者之间人际关系的集体精神疗法等许多种。从作业的角度上看有手工作业疗法、艺术疗法、社会疗法、日常生活指导等。另外，也不能忽略药物的治疗作用，对一部分不能通过上述方法解决问题的患者，可适当应用一些抗焦虑、抗抑郁药物，有时会获得很好的疗效。治疗的参与者包括治疗师、护士、康复医师、心理治疗师、社会工作者、患者家属及与之有关的人员，患者的配合最为重要。

二、动力精神医学与作业疗法

(一) 动力精神医学的概念

动力精神医学发源于美国，这一理论对精神领域的作业疗法起着重要的作用，也做出了积极的贡献，动力精神医学（dynamic psychiatry, dynamic）有物理学中的力学含义，即力是改变物体运动状态的根本原因，由此可以解释病态心理的发生演变过程。许多学者利用这种概念进行了研究，比较有代表性的是Freud的精神分析中的因果关系论、Watson的行为主义心理学等。

(二) 与作业疗法相关的理论

1. Freud的因果关系论 这一理论的主要内容是：①心理活动不是无动机的偶然机械性活动，而是由过去的事件和经历决定（心理决定论）的。②外部表现出各种症状的原因自己是不知道的（原因的无意识性）。第一次世界大战后，Freud学说在欧美传播，1940年左右被更多的人认识并且应用，该学说基于无知觉性意识之存在，用精神分析法使此类意识知觉化，可以得到治疗，与生物学因素比较更注重社会、文化因素，对社会学、文化人类学、心理学有广泛的影响。

2. Watson的行为主义 该理论指出，人类的个体行为要与环境相适应。Meyer的精神生物学认为，人类是精神和躯体的统一单位，精神障碍是人体不能适应周围环境造成的。

3. 发育学理论 发育学理论是与作业疗法有关的一个很重要的理论，主要包含以下四方面的内容。

(1) 发育的生物学领域。

(2) 与认知、知觉、运动功能有关的方面。
(3) 受他人影响的社会化过程。
(4) 以社会结构为背景的学习、吸收过程。

研究发育的学者们非常重视发育的各阶段的特点和变化,归纳出发育理论表(表3-3-2-2,3-3-2-3)。

4. 其他理论 作为精神科领域作业疗法的理论,除了发育学理论外还有精神分析理论、人类关系理论、社会精神医学、地域精神医学、自我心理学、学习理论、行为学等,内容较多,不一一介绍。

表3-3-2-2 发育过程表(Willard & Spackman)

年龄阶段	发育情况
0~5岁 幼儿期	①学走路;②学吃有形食物;③学说话;④建立独立排泄习惯;⑤学习区分性别、产生性的羞耻感;⑥生理功能稳定;⑦形成社会和事物的简单概念;⑧学习与父母、兄弟及其他人结成感情关系;⑨学会区别善恶
6~12岁 儿童期	①达到完成一般游戏的身体条件;②培养健全的自身成长态度;③学会与同龄者共同做事;④学习区别男性和女性的不同社会作用;⑤提高读、写、计算的基本技能;⑥形成必要的日常生活概念;⑦培养良心、道德、价值观;⑧获得独立性;⑨培养对社会团体、社区设施的合理态度
13~20岁 青年期	①男女之间结成成年关系;②发挥男性或女性的作用;③发挥自己身体的作用;④把握父母及其他成年人的情绪;⑤获得经济独立的信心;⑥准备选择职业;⑦准备结婚和家庭生活;⑧培养公民必需的能力和观念;⑨追求和完成社会责任;⑩确立行动指南的价值体系和伦理体系
21~44岁 成年前期	①选择配偶;②学习与配偶共同生活;③开始家庭生活;④养育孩子;⑤管理家庭;⑥开始职业工作;⑦获得公民责任;⑧营造和谐的社会团体
44~55岁 成年中期	①完成成人公民的社会责任;②确立、维持生活经济水平;③帮助孩子建立社会责任感;④提高成人的业余生活水平;⑤构建和协调配偶之间的关系;⑥适应中年期心理变化;⑦适应父母的年迈
56岁~ 老年期	①适应体力和健康的变化;②适应退休和经济水准下降;③适应配偶死亡;④注意与同年人的关系;⑤适应社会、公民义务;⑥满足物理生活环境

表3-3-2-3 人体发育的8个时期

年龄阶段	发育问题	本质和能力
0~18个月	基本的信赖,基本的不信	冲动和愿望
18个月~3岁	自律性,疑惑,羞耻感	自己控制及意志力
3~5岁	自发性,罪恶感	指示和目的
6~12岁	勤劳,努力	技术和能力
13~17岁	自我同一性作用扩大感	专心和诚实
18~44岁	亲密感,对立感	友情和爱
45~55岁	生殖感,沉重	生产和管理
56岁~	自我统合感,绝望感	变化和智慧

5. 研究的意义 人的精神不是特定或固定不变的，从动力精神医学的理论上讲，许多心理活动是有因果关系的，人的精神、心理活动是正常－异常－正常不断循环的连续过程，对待患者不仅要从疾病本身考虑，还要重视生物的、心理的、社会的、文化的其他各因素，这样才能全面地完成康复治疗工作，特别要重视幼年时期人际关系及心理状态的调整和培养，当然遗传等因素也十分重要，同样不可忽视。作业疗法的有关理论很多，但很少以单一的理论形式出现，与许多学科广泛联系着。

三、作业疗法的目的和作用

（一）目的

在1972年世界作业治疗师联合会第3次国际会议上，Achley女士提出了作业疗法目的的基本内容：①采取各种方法满足患者情绪的要求。②通过观察患者活动和作出的反应，强化其自身的感情和行动。③了解个人和集团人际关系的情况。④达到目的需要采取观察的方法，分析和评定，制定治疗方针。应用到动力精神医学，还要评定自我功能和防御机制并加以治疗。对患者的特殊问题要注意进行客观观察，选择良好的方法进行处理。以上这些内容虽然不十分具体，却体现了作业疗法的目的。

Fidler对作业疗法的目的提出了以下观点：

1. 进行诊断和评定 收集患者疾病的有关情报，通过已知的刺激反应对患者的病情作出判断，最终进行诊断和评定，从而建立治疗计划。作业疗法与精神疗法不同，后者多是以语言为治疗手段，而前者则是以活动为中心疗法促进患者康复。

2. 完成治疗 Fidler提出要想达到治疗目的必须具备以下条件：①可记录到患者的症状。②对患者的病情进行合理的预测。③掌握通过精神动力学的方法解决在治疗过程中出现的问题。④符合患者的利益。⑤具有科学性。另外，在将精神动力性活动应用于患者治疗时，要充分考虑人与人的关系和精神内在经验在其中所起到的作用，治疗过程要像完成一件好的作品一样。

3. 提高精神卫生水平 通过作业疗法可体现人的本来价值，促进环境和文化的发展，提高患者对自身的认识，改变心理状态及人生观念，以良好的心态对待生活。

4. 起到康复作用 利用作业疗法的基本技术和资源，挖掘患者自身的潜力，通过作业疗法使患者的疾病全面好转。

（二）作用

在精神障碍领域里，作业疗法的作用离不开整个康复的理念，帮助患者减轻障碍，着眼于使患者经济独立、回归社会。一般认为，作业疗法有以下几方面的作用。

1. 促进疾病痊愈 作业疗法对患者可以产生身体和精神欲望及心理方面的影响，改变其疾病状态，最终使患者从不利状态中解脱出来，重塑新的、美好的人生。

2. 获得身心各种功能 作业活动可使精神、心理功能状态得到纠正和提高；通过再学习可获得更多的功能，发挥患者的独立性和创造力，使其在智能、情感、意志、注意力等多方面得到提高。具体方法、步骤是：一要明确采取作业的方式进行治疗。二要设定通过作业疗法要改善的功能，同时选择合适的作业方法。三要建立减轻障碍、进行再学习的机制和程序。这三点形成体系，也就形成了获得身心各种功能的作业疗法的理论基础。

3. 推进社会化过程 从疾病状态逐渐恢复，重新获得丧失的功能，成为社会的一员而独立生活的过程叫做社会化过程。作业疗法的作用是为选择作业疗法的患者提供康复支持的机会,以推进这一过程的进行。

4. 预防疾病的复发和阻止障碍的进展　通过作业疗法不仅能改善疾病的过程,抑制疾病的进展,而且坚持治疗还可以预防疾病的复发,阻止障碍的进展,这一点已经是十分肯定的了,因此应重视其治疗及预防作用。

5. 维持和提高精神健康的水平　现代科学的发展提示,健康已不仅是生物学上的概念,而且是精神和躯体、人与环境改善的复杂问题。有学者提出了新的健康概念,即健康应具有生活、工作、游戏、精神等多方面的能力。作业疗法恰恰可以提高这些能力,正确的作业治疗对维持和提高精神健康水平起着非常重要的作用。

四、作业疗法的实施

(一)一般程序

精神障碍的作业疗法的基本流程与躯体障碍者相似,遇到这种情况,首先想到的是为什么患者会出现这种状态,怎样评定患者的问题点,确定采取何种治疗方式,建立什么样的康复目标。

在作业疗法的基本流程中,问题点是通过评定的方式总结出来的。康复目标包括长期目标和短期目标。短期目标是住院期间(或门诊上在医院期间)需要解决的问题、达到的目的;长期目标是满足回归家庭或社会所应该达到的要求,治疗手段所能改善的功能状况。当然,与康复目标有关的内容是根据评定的问题点和该患者能够获得解决的问题而制定的,然后采取相应的手段进行治疗。对于疗程、每天治疗时间、治疗次数、治疗方式(集体治疗还是单独治疗)等,均需治疗师根据患者的实际情况来确定。这样就形成了康复评定→决定治疗目标→决定治疗内容的康复治疗过程。

在康复治疗的过程中,要通过实践,反复进行康复评定,不断修改治疗计划和作业内容,必要时重新制定康复治疗目标,保证患者能够得到最有效的治疗。通过评定可以总结经验,发现治疗成果,又可发现新问题,提出进一步的治疗计划,修改治疗方案。康复评定应该贯穿整个治疗过程的始终,万万不可忽视。

(二)康复评定

康复评定包括以下几方面。

1. 观察　这是评定的最基本技术。观察的方法可以通过衣着、表情、体态,由治疗师给予患者一定的刺激看患者的反应。观察的内容有患者的外表、躯体症状、精神症状、人际关系、智能、对活动的反应、情绪反应等。

2. 交谈　通过语言交流收集大量资料,交谈应建立在观察的基础上,交谈的同时也进行观察。交谈时根据具体情况可采取提出问题让患者回答的方式,也可采用诱导的方法让患者尽量地诉说,治疗师也可以与患者自由地交谈,不管如何,要使患者放松心情、积极配合,治疗师注意把握话题及时间,使每一次交谈尽量做到更有意义。

3. 测试　这是一种比较客观、准确的方法,可采用绘画、制作手工艺品及量表的方法。量表的方法目前应用较多,结果可靠,既可以为评定、治疗提供依据,又可以用于科研。患者在完成作品后,治疗师对其结果进行评定,必要时让患者解释制作或受试过程中的一些思路和手段,治疗师从中分析患者的心理状态,了解患者的真实情况。测试手段要避免过于复杂,要使患者保持受试兴趣。除了上述之外,患者的病史、生活史、与患者接触者(医生、护士、心理医生、精神科有关人员、家属、亲友、同事等)提供的情报也应该予以重视。

那么,什么样的评定项目对治疗有用呢? Fidler 认为以下几点对治疗起作用:①加强对自己的认识:对自己怎样认识,对自己是什么印象。②加强对别人的认识:怎样理解他人。③自我调整:对现实检讨的能力,现实与非现实的认识能力。④无意识的联络。⑤交流。

(三)治疗

1. 利用活动　按照治疗目标运用精神动力学原理进行各种活动,根据患者的情况选择活动项目、活动内容,然后根据治疗结果及患者的反应来分析、评定活动方法,以便进一步治疗。治疗过程涉及到选择什么设备、什么道具、什么材料的问题,同时要注意患者的身体素质、作业水平、心理及社会因素对治疗的影响,需要观察患者的敌意性、攻击性、破坏性、预测性、自爱性、同一性、依赖性、幼稚性、现实性、独立性等问题,按不同的患者制定不同的治疗目标。

2. 利用自身的能力　这一观点最初是由精神分析学者提出的,注重理解治疗者与患者的关系,让这种关系成为患者治疗的动力,使得治疗向有利于治疗师及患者希望的方向发展。作为治疗师要掌握患者能做的事和不能做的事,掌握精神动力学知识,接受患者,保持与患者的良好关系。

3. 利用集体的作用　人生活在家庭中,工作学习在社会中,因此要重视集体在治疗中的作用,发挥集体的力量,才能取得良好的疗效;另一个含义是可以采取集体治疗的方式,有时效果更佳。

(四)流程

归纳起来,精神障碍者作业疗法的实施过程是这样的:患者的就诊→评定→治疗目标→治疗内容→治疗经过→治疗结果→考察→今后的计划。

第三节　儿童的作业疗法

顾名思义,儿童的作业疗法是针对儿童患者的障碍所进行的作业治疗,它与成年障碍者的作业疗法有所不同:成年障碍可分为身体障碍和精神障碍,而儿童障碍除了疾病、外伤引起之外,多由于发育障碍所致。发育障碍(developmental disabilities)的概念是美国于1970年在为障碍者提供保障时制定的《发育障碍设施、设备服务法》中提出的,是指精神迟滞、孤独症、学习障碍、脑瘫、癫痫、退行性神经肌肉病变及重度身心障碍等发育时期的障碍。发育障碍的概念包括:精神功能障碍、身体功能障碍或两者共同的障碍;发育期出现的障碍;一生持续的障碍;对各种生活领域有重大影响的障碍。

一、儿童期的特征

儿童期的最大特征就是发育,究竟到多大年龄算做儿童期,一直是人们争论的问题。在心理学、生理学、医学、教育学各个领域所用的标准并不一致。以往的观点是14岁以前为儿童期,14~18岁年龄段如按成年处理,从生理、心理、医学各个角度讲似乎不太恰当,在法律上满18岁才叫成年人,那么18岁以前所遇到的障碍按儿童期的障碍对待,还是可行的。

（一）发育的时期及特点

1. 胎儿期　从受孕到分娩约40周为胎儿期，这个时期主要是各脏器分化、成熟的时期。

2. 新生儿期　生后1个月为新生儿期，此期特点是对外界环境适应能力差，需进行一系列的生理调节，常见产伤、出血、溶血、发育畸形及感染性疾病。

3. 婴儿期　生后1～12个月为婴儿期，此期中枢神经系统及内脏器官仍在迅速发育，体重可增加到相当于新生儿的3倍，每日需要的总热量和蛋白质比成人相对高，但消化功能又不完善，易患营养及消化紊乱疾病，来自母体的免疫力下降，抵抗力低，易患各种传染病。

4. 幼儿期　生后1～3岁为幼儿期，此期特点是体格发育速度减慢，中枢神经系统发育加快，与周围环境接触增加，促进了语言、思维的发育，运动及对外界反应能力也随年龄增长而不断增强，但缺乏生活经验，对外界危险事物缺乏识别能力，易发生中毒、外伤等。

5. 学龄前期　3～6岁为学龄前期，这一时期大脑功能发育更加完善，智力发育增快，理解能力增强，求知欲强，好奇、好问、好模仿，可进一步用较复杂的语言表达自己的思维和情感。共济运动发育良好，可从事一些较细致的手工和劳动，也可学习简单文字、图画、歌谣等。此期生活范围广，接触疾病和受伤的机会增多。

6. 学龄期　7～14岁学龄期（实际上14～18岁也应该算做学龄期），这一时期各个器官发育逐渐接近成年人，智力发育迅速，求知欲望、理解能力和学习能力大为增强。青春期女童在12岁左右开始，男童在13岁左右开始，体格发育又突然增快，生殖系统发育加快，两性特征明显，出现心理、精神方面的变化。

7. 重视发育期特点的意义　由于儿童阶段不同时期的身心变化比较大，不能用同一个福利政策对待每一个儿童，因此这些政策要细致、多样以满足更多人的要求。儿童的障碍也同样比较复杂，诱发障碍及影响障碍的因素很多，而且变化多，故对儿童的障碍要严格把握质和量，不同的情况不同对待，切忌过分强调障碍或过分强调能力，这样才能使儿童康复治疗客观、有序地进行。

（二）发育的原理与时间适应论

在儿童的成长发育过程中会遇到许多课题，这些课题可见于日常生活方面、游戏方面、学习方面、业余活动方面等，要想完成这些课题需要运动功能、感觉统合功能、认知功能、心理功能及社会功能等的完整性，要遵循成长发育的原理和规律。发育包括身体的发育、精神动力的发育、神经生理的发育、语言的发育、心理的发育、日常生活活动的发育、社会文化的发育等。

1. 发育原理

（1）个体之间和个体内的差异，遗传因素和环境因素相互作用。

（2）发育过程有一定的规律，有可能预测质和量的变化。

（3）发育是分化和合成交替进行的连续或不连续的过程，以已经发育了的部分为基础，呈螺旋状进行。

（4）一个个体的生物学发生过程与系统发生过程有某种程度的关联性，身体发育有一定的方向性。

（5）发育过程维持人的全部技能系统的整合性和恒定性。

（6）在发育的课题中有发育过程的重要时期即邻界期。

2. 时间适应论　作业疗法中有关发育原理的重要理论引自美国的 Gilfoyle & Grady《时

间空间适应论》，这一理论以 Piaget 的认知发育理论为基础，强调与生活环境相互作用（适应环境）的重要性，以作业和发育整合为目的，具体如下：

(1) 发育是通过适应的方式而达到神经系统的成熟。

(2) 儿童自发、能动地参与而达到适应。

(3) 有目的的行为可促进高水平的发育。

(4) 高水平的反应依赖于低水平的合成和分化。

(5) 身体对环境的体验可产生时间、空间的应力，唤起过去的行为以适应外环境的变化，确保内环境的稳定。

(6) 适应性反应在低水平反复进行导致退行性改变，引起发育障碍。有关儿童作业疗法的其他相关理论将在本节作业疗法实施部分表 3-3-3-5 中列出，这里不详细介绍。

(三) 儿童作业疗法注意事项

1. 为了了解儿童的全部情况，必须掌握生物学、心理学、社会学等方面的知识，比如患儿运动障碍很重而智能无障碍，与运动障碍不十分严重但智能迟滞者的表现及处理方法会截然不同。这时要求治疗师掌握更多的知识，正确判断患儿疾病的原因、性质、发病过程、疾病特点等，选择适宜的方案进行治疗。儿童的治疗不能等同于成人的治疗，有其特殊之处，要从身体、情绪、教育、社会等不同视点去考虑问题，加以解决。各种资源的利用（家庭的、经济的、智能的等）也是决定治疗计划的重要因素。

2. 必须向理解儿童一样理解儿童的父母和家属。在给患儿治疗时也应该充分考虑患儿与家属两方面的问题，患儿的疗效受家庭内的情况和人际关系的影响，家庭的文化、价值观念与环境对患儿的治疗、恢复以及将来的就业起着十分重要的作用，是患儿独立与走向成熟的基础。

3. 对患儿要有爱心，要调整他们的身体、心理各方面的状态，发挥想象力，挖掘他们的潜力，塑造他们美好的人生。

4. 让患儿清楚自身的障碍，然后努力克服。对儿童来讲做到这一点有些困难，但必须把障碍的有关知识介绍给患儿，这对培养患儿的良好心态、确立正确的人生观、树立自强不息的精神以至今后的生活是十分必要的。

二、儿童障碍的种类

由于儿童在成长发育的过程中会遇到许多问题，所以首先要清楚什么是儿童的正常状态，什么是儿童的异常状态。这就需要与儿童及其家属进行交谈或观察其养育过程或通过自己的经验作出判断。

区别正常和异常儿童可从几方面入手：第一、按平均的（统计的）标准，符合儿童平均状况的是正常儿，低于平均状况的是异常儿。第二、以病理为标准，能够维持健康状况的是正常儿，不能维持健康状况的是异常儿。第三、以理想价值为标准，在社会上能够体现出理想价值的是正常儿，在社会上不能体现理想价值的是异常儿。第四、以发育为标准，能够按照正常顺序及年龄阶段发育者为正常儿，否则为异常儿。在这些标准当中，婴儿期发育的标准是极为重要的，由于这一阶段发育较快，作此判断时必须掌握和利用相关的知识，若采取其他方式进行评定可能会出现错误。不正常儿大体上分躯体异常、精神异常、社会功能障碍，具体包括病、虚弱、肢体障碍、感觉障碍（弱视、盲、重听、聋）、智能迟滞、癫痫、精神病（幼儿孤独症、小儿精神分裂症、情绪障碍)、神经症、癔病、性格异常等,这些疾病存在着个体与环境的动力关系,应予以重视。

在儿童范围内障碍的种类有以下几种。

(一)运动障碍

运动障碍也称为肢体障碍,与智能、精神、情绪障碍相对应。运动障碍涉及的原因和疾病有许多,即由各种原因所致的以肢体运动功能障碍为主要表现的一类疾病。这部分患者往往存在不同程度的日常生活障碍,包括脑瘫、进行性神经系统疾病、各种原因的外周神经病变、截肢、骨折、骨形成不良、足内翻、风湿性关节炎、先天性髋关节脱位、骨关节结核等。这其中脑瘫占很大的比例,它是由出生前、分娩过程中或生后导致的脑损害,引起运动的随意性改变。该疾病恢复比较困难,但经过康复训练,肢体功能和日常生活能力会有一定程度的改善,有的患者可以完成基本生活动作。

(二)精神薄弱

一般是由于在出生前、出生时、出生后精神发育过程中某种原因引起的智能发育持续停滞或停止所致,表现为智能、精神和躯体方面的各种障碍。

(三)精神病

儿童精神病有两种:一种与成人精神病性质和表现一样,只是年龄有区别;另一种是仅儿童才具备的特殊类型的精神病。其形成原因:一是在发育的各个阶段中出现了超出常规的异常行为;二是在异常行为的基础上与外界的接触发生异常,加重了异常行为或使这种行为持续存在。有代表性的是孤独症、学习障碍、交流障碍、广泛性发育障碍、注意缺陷、破坏性行为障碍等。

(四)感觉障碍

主要有视觉障碍和听觉障碍。视觉障碍有某种程度的弱视、盲,原因是角膜病变、白内障、眼球变性、视神经萎缩等,这类患者常合并有触觉和皮肤感觉障碍,对智能发育有很大的影响。听觉障碍按听力的损伤程度分重听和聋,原因可能是遗传或在胎儿期、分娩期、婴儿期,各种原因造成了损伤。听觉障碍可形成空间的远距离感,使得孩子有与世隔绝的感觉,严重影响儿童的心理发育。

(五)语言障碍

分听理解障碍和发音障碍,常由于发育障碍、腭裂、聋、重听、脑瘫等引起。

(六)复合障碍

同时具有躯体和精神障碍,重症情况下称重度身心障碍。这种患儿常合并智能障碍,严重者可达到痴呆水平,躯体障碍的严重程度可到不能完成实用性动作,家庭生活困难,不能进行社区内的集体生活。

(七)病弱、虚弱

由先天或后天的原因造成的身体各种功能异常,机体抵抗力下降,儿童不能进行常规的学习或接受教育,影响日常生活和参与社会的能力。这部分疾病有血友病、心脏病、肿瘤等。

三、儿童障碍的评定

进行儿童障碍评定需要掌握许多资料,如患者性别、年龄、发病经过、诊断、患者的个人经历、心理状态、家庭情况及社会背景,医学上有关的法规、禁忌、治疗期限等。要通过交谈、观察及有关量表等作出评定,收集资料和评定的过程中要注意做好记录,观察患者的行动,包括一时行动、课题行动、人际关系行动(表3-3-3-1)。

表3-3-3-1　行为测试(university southern california,OT Dept.)

患者姓名　　　　　　　　　　　得分
治疗师姓名　　　　　　　　　　1＝几乎所有时间都表现为不适当的行动
日期　　　　　　　　　　　　　2＝经常表现为不适当的行动
　　　　　　　　　　　　　　　3＝偶尔表现为不适当的行动
　　　　　　　　　　　　　　　4＝没有表现出不适当的行动

1. 一般行动
(1)外观:适当的保健卫生观念,服装与年龄和性别是否适应,是否清洁
(2)协调性:做法是否合理,道具的使用是否困难
(3)奇妙的行动:反常行动(玩手,反复说)等
(4)多动:动作和说过多
(5)少动:动作和说过少
(6)情绪、感情:情绪、感情的表现是否与场合相称
(7)责任:为自己的行动负责
(8)信赖度:是否相信让其进行的活动,是否能使用适当的用具

2. 课题行动
(1)进行活动:以往是否做过此活动
(2)集中程度:对给的课题是否失去兴趣
(3)方向性:是否是按照指示通过口头和书写方式完成命令
(4)活动是否恰当:能否在不注意时进行活动
(5)注意细致的部分:能否进行注意动作过程中的障碍点
(6)实践的水平:实践的水平是否过高、过低
(7)解决问题:在一个活动中遇到问题时能否采取相应的行动
(8)组织课题:利用道具、材料能否组织有意义的活动
(9)复杂性:能否进行复杂的活动
(10)开始学习:能否学习新的活动
(11)活动的兴趣:进行各种活动是否有兴趣
(12)完成的兴趣:对完成的课题是否有兴趣

3. 人际关系行动
(1)自立程度:对于指示、指导、决定,是否依赖他人
(2)协作的能力:能否按照指示或通过接受讲道理去完成某些动作
(3)自己主张:对待问题及活动有否自己的主张
(4)引起他人注意:能否做到引起他人注意
(5)他人的反应:能否引起他人语言上和行动上的反应
(6)社交性:是否能参加俱乐部活动,是否出于自发
(7)俱乐部课题的作用:俱乐部课题是否合适
(8)在俱乐部社会的、情绪的作用:在俱乐部社会的、情绪的作用是否合适
(9)俱乐部的规则:是否知道俱乐部的规则并遵照执行

(一)交谈

交谈是掌握患儿情况的重要手段,除了与患儿交谈外,还应该与患儿的家长及患儿的周围人进行交谈。交谈的过程中也在观察,从中可观察到患儿的听觉、视觉和中枢神经系统的

障碍情况。通过交谈可了解患儿的发育史、发病史、家族史等，对于发育史特别要分别记录胎儿期、出生时、婴儿期等情况，并归纳出问题点。进行交谈时还要注意在集体生活中的状况、平时养成的习惯、现在的健康状况等，在家族史中要了解其父母的健康情况、养育环境等。

（二）一般检查与评估

一般精神发育的各种检查的内容有运动、情感、语言、智能、社会交往等方面。要按照这些内容，结合儿童所处的不同阶段，进行客观评估，判断其是否正常。作业疗法经常使用的量表有远城寺婴幼儿分析的发育检查表、MMC 婴幼儿精神发育检查、婴幼儿精神发育提问、山下婴儿发育检查、丹佛发育筛选测验等。感觉－智能运动发育可采用 M. Frosting 的视觉发育检查，A. J. Ayres 的南加里福尼亚州感觉综合测试等。游戏对儿童是不可缺少的，对评定及治疗患儿也是十分重要的，有代表的是游戏的有关因素（表 3－3－3－2）和游戏过程（表 3－3－3－3），这里提供了儿童游戏的详细资料。

表 3－3－3－2　游戏的有关因素（University of Southern California，OT Dept.）

姓名	出生	年	月	日	评定日

1. 支配的游戏方法：1 人游戏，平行游戏，关系游戏，协同游戏
2. 玩具和其他道具（种类，使用度，目的等）
3. 支配的肢体
4. 感情表现：容易立即陷入不满意，易怒，易陷入混乱，集中度下降，发出笑声，微笑，适当的，积极的，安静，其他
5. 游戏空间：户外，室内，床上，椅子上
6. 频率：1hs，2－3hs，3－6hs，其他
7. 活动：反复的，模仿的，探讨的，实验的，频率多，押，拉，打，叩，投，抱，蹬，其他
8. 游戏行动的总结

评定者

表 3－3－3－3　游戏的过程（University of Southern California，OT Dept.）

姓名	出生	年	月	日	评定日

A. 游戏
(1) 喜欢的道具是什么
(2) 在哪玩
(3) 和谁玩
(4) 因何微笑、笑
(5) 喜欢什么游戏
(6) 喜欢用什么体位玩
(7) 1 人时怎么玩
(8) 1 个玩具玩多长时间
(9) 为何生气、不满
(10) 喜欢 1 个以上的玩具怎么办
(11) 到睡觉前做什么
(12) 在哪吃饭

B. 每日日程表
(1) 多长时间睡眠
(2) 夜间醒几次
(3) 早晨几点起床
(4) 几点吃早饭
(5) 上午怎么度过
(6) 几点吃午饭
(7) 晚饭前怎么度过
(8) 在学校度过多长时间
(9) 午睡多长时间
(10) 何时吃晚饭

评定者

患儿在接受治疗时,治疗师要注意经常与其家长保持联系,可以面谈、家访,对家长进行宣教,目的是维持患儿与家长的良好的关系,同时要掌握患儿的家庭情况,以便为今后回归家庭制定治疗计划并提前进行准备。在发现问题、解决问题时,治疗者必须以个体发育为基准,比较该患儿的实际年龄与发育年龄是否相称,比较患儿所能进行的活动与正常儿童之间存在的差距,比较家庭环境与医院环境的差距,合理安排作业活动内容,力争为患儿提供理想的环境,提高其自理能力。另外,近些年来评定方法和内容也有变化(表3-3-3-4)。

表3-3-3-4 作业疗法中评定方法的变化

年代	检查与评定
1974年以前	发育检查、肌力检查、反射-反应、姿势运动模型、感觉检查、知觉运动检查、人物画检查、上肢功能检查
1975~1980年	发育检查、肌力检查、反射-反应、姿势运动模型、感觉整合检查、知觉运动检查、人物画检查、上肢功能检查、动作分析
1981~1986年	发育检查、神经学检查、Vojta法检查、姿势运动模型、感觉整合检查、知觉运动检查、人物画检查、上肢功能检查、动作分析
1993年~	发育检查、肌力检查、反射-反应、姿势运动模型、感觉整合检查、知觉运动检查、人物画检查、上肢功能检查、动作分析、口腔功能检查、神经学检查、知觉检查

四、儿童作业疗法的实施

儿童作业疗法的实施在程序上与成人躯体障碍和精神障碍者作业疗法的实施基本一致,即作业治疗师接诊患者后对其进行系统体格检查,根据检查结果进行初期康复评定,然后按康复评定结果制定康复目标和治疗计划。康复目标和治疗计划要与康复医师的康复处方内容相吻合,以后进入作业治疗的实质阶段。治疗一段时间后,根据治疗情况再次进行康复评定,总结前一阶段的成绩和不足,检查康复目标和治疗计划的实施情况,制定下一步的目标和计划,继续作业治疗。

在整个治疗过程中反复进行康复评定,待完成治疗计划、达到康复目标时进行末期康复评定并总结,为患者出院提出建议及注意事项,最后结束治疗,出院。

作业治疗是在评定和诊断的基础上开始的,按照发育的规律和原则及其他有关原理进行身体的、心理的、社会的全面康复,作业治疗师除了收集情报、检查患者、进行评定与总结、解释结果、制定治疗计划、实施治疗及开展训练外,还要注意与患者的家属及相关人员保持联系,促进患者与治疗师、患者与社会有关人员、治疗师与社会有关人员之间的良好关系,为患者提供抒发感情的环境。

一般小儿在3~4岁开始进入幼儿园生活,此后作业疗法的内容逐渐丰富,根据患者的不同情况、相应的理论进行治疗,从身体方面、精神方面或两者同时展开(表3-3-3-5)。表中的方法至今仍在使用中,其核心是作业理论、作业行动和人类模型。

人类发育是面对所有儿童的基础理论,其他各种理论则是针对障碍者的不同特点的理论。其中特别是感觉整合理论,通过治疗师的开发和努力,不仅在儿童的作业疗法中有充分体现,也应用在成年人和老年人的治疗中。治疗理论是对患者施行作业治疗的依据,必须按不同时期、不同情况,依据不同的理论,运用不同的方法,才有可能取得良好疗效。作业疗法的目标也不是千篇一律的,不同发育时期的目标各不相同(3-3-3-6)。

表3-3-3-5 儿童作业疗法的相关理论和方法

主要理论	方法	对象	时期
作业	确定正确目标	精神障碍	1910年~现在
	适当的治疗环境	行动障碍	
作业行动	注重人际关系	情绪障碍	
人类作业模型	分阶段活动	躯体障碍	
	习惯训练		
	作业中心		
	职业前训练		
	作业和游戏		
	轻松的环境		
人类发育	发育过程	躯体障碍	1940年~现在
	评定	精神障碍	
		行为-情绪障碍	
运动学	肌肉再教育	躯体障碍	1930年~现在
	关节活动范围		
	运动协调性		
	分阶段活动		
功能代偿-环境改善	自助具	躯体障碍	1940~现在
	假肢装具		
	房屋改造		
	环境改造		
知觉-运动-认知	知觉运动功能	躯体障碍	1950年~现在
	认知功能	情绪障碍	
感觉整合	触觉	学习障碍	1960年~现在
	运动感觉	情绪障碍	
	前庭感觉	行动障碍	
	高级脑功能	精神障碍	
	学习-行动		
神经促通	移动模型	躯体障碍	1940年~现在
	手功能		
行动疗法	附加条件	精神障碍	1960年~现在
	行动-学习	行动障碍	
		情绪障碍	
精神动力理论	灵活运用自我训练	精神障碍	1940年~现在
	集团动力	行动障碍	
	活动分析	情绪障碍	

表 3-3-3-6　不同发育阶段作业疗法的主要目标和课题

发育期	主要目标和课题	环境
新生儿期	早期发现和治疗	家庭（特别是母亲）
	医疗管理	护理人员
	父母指导	
婴儿期	早期发现和治疗	家庭（父母、兄弟）
	照料	保育员
	感觉、运动体验	
	知觉、认知关系	
	母子关系	
	双亲指导	
幼儿期	学习自我照料	家庭（双亲、兄弟）
	感觉运动体验	保育员
	知觉、认知能力	幼儿园
	交流能力	
	游戏体验	
	母子关系	
	集体适应	
	双亲指导	
学龄前期	自我照料独立	家庭、幼儿园
	生活关联活动	幼儿园
	社会生活关联活动	
	就学前的基础能力	
	知觉、认知能力	
学龄期	生活关联活动	学校（教师）
	社会生活关联活动	朋友、同学
	科学学习能力	学校
	认知、智能	

　　儿童的康复治疗目标与成人一样也分长期目标和短期目标。作业治疗的活动种类、用具、治疗师、家庭及其他人员、周围环境和气氛对患儿的治疗均有影响，特别是治疗师的态度将决定患儿的兴趣、对治疗是否信赖，甚至治疗计划能否顺利进行，所以治疗师要特别注意工作方法，尽可能调动患儿积极地参与治疗。应当根据治疗场所选择治疗内容与治疗方式，比如选择个人治疗还是集体治疗；选择游戏还是其他活动；使用道具还是玩具。儿童的作业活动大多数是游戏活动，各年龄阶段有其特殊的游戏活动类别（表 3-3-3-7）。一般游戏可分为运动游戏、协同-竞技游戏、探索-适应游戏、构成-想象游戏、语言-数字游戏、绘画游戏、音乐-节律游戏等，在各种游戏中包含体力、社会生活、知识生活、情谊生活等内容，以此提高儿童的肌力和动作的灵巧性，开发、提高想象力、创造力、模仿力及社会生活能力。实际治疗中，要根据患儿的实际能力选择合适的方法。

表 3-3-3-7　各年龄阶段的游戏特征

年龄	游戏特征
6 周	清醒后身体不停地动,可以抓物体,喜欢颜色亮丽的玩具
28 周	可用手和脚玩,比较活跃,可以玩纸、柔软的橡胶玩具
40 周	发声是这个时期的主要活动。可发出 2 个音节的声音,喜欢用嘴唇制造高调声音,身体周围能触到的东西都可玩、咀嚼
12 个月	可站立、离开床,活动的大部分是粗大运动,如玩大的东西、在箱子里玩等
15 个月	不在一个场所长时间逗留,频繁出现在多个地点。喜欢的玩具有球、勺、杯子、箱子等,喜欢投球后追球,累了时把那些玩具从玩的场所扔出去
18 个月	这个时期游戏成功与否与小儿对玩具的兴趣有关,喜欢活动,进行各种攀登,家具必须稳固,游戏场所要远离摆放家具的区域。比较喜欢布娃娃、积木、打击性玩具、涂颜色等,要避免一个人玩不适合的玩具
21 个月	开始注意周围的人,游戏的时间增多,1 个人的游戏时间变短,喜欢打电话、投圈等
2 岁	玩的时间延长,喜欢能动的、能旋转的玩具,如小汽车等能转动的玩具、积木等能组合的玩具,喜欢喂动物吃饭,喜欢乘汽车等
2 岁半	游戏的同时说话。玩具与 2 岁基本相同,但更喜欢布娃娃,开始绘简单的画。独占意识强,注意不要单独使用剪刀等
3 岁	1 个人的游戏时间增长,有一定的想象力,喜欢玩大的积木,绘画能力增强,可骑三轮车玩
4 岁	喜欢与他人玩,可玩各种玩具,可骑自行车,喜欢听到表扬
5 岁	喜欢作业活动,依靠各种道具完成初期的游戏活动。用投球活动等增进肌肉力量和灵巧性;用剪刀剪纸片,绘 5~8 幅画等提高想象力、创造力;通过家庭游戏、农场游戏、玩具电话等促进模仿能力;利用钓鱼游戏等促进社会性发育
6~10 岁	通过体操用具、球、户外活动、弓箭等促进肌力和灵巧性;用折纸、复杂的积木、12 幅以上的绘画等提高想象力、创造力;通过各种商店活动、更换娃娃衣服等促进模仿能力;利用乒乓球促进社会能力
10~13 岁	主要局限在人们喜欢的游戏。喜欢俱乐部游戏和个人竞走活动,喜欢运动竞技,获得了作业的复杂技术,开始使用刺激新思维和增长知识的道具。这个时期也是青春期开始发育的时期,通过自行车、网球、投球、户外体育活动等增进肌力和灵巧性;利用飞机模型、船模型、复杂的绘画提高想象力、创造力;用复杂的娃娃游戏、更换衣服等提高模仿能力;通过体育运动会等促进社会能力;利用集邮、摄影等培养特殊的兴趣

注:小儿的活动从光反应、能否注视物体开始,对光和明亮颜色的视觉体验对儿童非常重要。

第四节　老年人的作业疗法

一、衰老与老年人概说

人的一生毫不例外地要经过由出生到死亡的过程,完整的人生包括新生儿期、婴儿期、幼儿期、少年期、青年期、壮年期、老年前期、老年期、长寿期。从生理角度讲,老年是生命过程中细胞、组织和器官逐渐老化,生理功能日渐衰退的阶段,这种生理的衰老深受先天和后天各种因素的影响。个体的衰老速度不尽相同,特别是在疾病造成器官功能低下的情况,个体差异就更大;即便在同一老年人身上,各器官、各系统的衰老速度也不完全一致。以往的观点是分各种水平的老化,有细胞内小器官的衰老、细胞衰老、组织和脏器衰老、个体衰老。本章所要介绍的对象是指个体水平的衰老(即以生物个体的人为对象),人类的衰老包含心理形态学、精神心理学、疾病学及社会-经济学等多方面内容。

(一)衰老的机制

关于衰老的机制有多种学说。

各种学说可归纳为三大类:与代谢障碍有关的学说;与遗传有关的学说;与机体反应有关的学说。

1. 程序学说　衰老和分化一样由遗传决定,按一定程序进行且不可逆转。控制这种程序的动因来自于与衰老有关的基因,这些基因在生命的一定时刻就发挥作用,使机体发生退行性变。衰老是这些变化的积累。

2. 自由基学说　人体内的酶促反应或机体受不正常的内、外环境因素的刺激产生额外的自由基,如羟自由基、超氧阴离子自由基,它们具有高度的反应能力,作用于生物体蛋白,核酸和脂质等发生过氧化,对生物体有害,其蓄积引起衰老。

3. 交联学说　组织胶原蛋白的共价交联键随年龄而增加,在结缔组织中架桥数目增加,胶原蛋白的不溶性也随之增强,这种不溶性胶原蛋白在体内聚积过多后会使结缔组织致密化,营养物质不能达到细胞,使细胞和组织功能下降,渐渐呈衰老改变。细胞代谢物不能顺利扩散出去,堆积于细胞内加速衰老。

4. 免疫学说　随着年龄增长,胸腺逐渐退化,胸腺素分泌减少,T细胞减少,免疫功能下降,出现衰老。有研究提示,年龄增长后白介素有减少趋势,使得免疫调节功能下降而致机体衰老。

5. 神经内分泌调节学说　内分泌功能,特别是胸腺和性腺功能的减退是与人体衰老过程相平衡的,丘脑下部和垂体对控制全身内分泌起着非常重要的作用,这种作用也体现在衰老的过程中。随着年龄的增长,脑功能减退(特别是丘脑下部和垂体),其结果是垂体激素分泌减少,靠垂体激素激活的其他腺体分泌减少,导致机体老化。

6. 大脑损害学说　中枢神经系统的损害与个体衰老有明确的关系。在各种过分刺激的作用下,大脑皮质长期处于兴奋状态而导致脑细胞破坏,使支配全身各系统的能力下降而出现衰老。

7. 营养不良和消耗学说　这是比较古老的学说。该学说认为,由于人们长时间使用以及某些营养摄入不足,身体各脏器会出现衰老。

8. 有害物质蓄积学说　该学说的观点是,有害物质及排泄物排除不畅时,可使这些物质在体内堆积,其结果是引起衰老。

(二)老年人的基本状况

"老年"这一概念是相对的,很难划出严格界限,为研究方便,按1980年世界卫生组织的亚太地区标准划分:45~59岁为老年前期,60~89岁为老年期,90岁为长寿期。老龄化不仅在欧美各国,目前在发展中国家也是普遍存在的,我国在20世纪90年代末进入了老龄化社会。由于社会背景的变化、生活模式的变化、家庭形态的改变,老年人口增加的同时也带来了许多社会问题,比如老年人怎样对待自己老化的问题,怎样转变自己在家庭及社会中的角色,人们对老年人的态度,高龄者怎样与社会实现一体化等。老龄人口增加的原因与医学的进步、公共卫生水平的提高、营养的改善、死亡率的降低、出生率的降低有关。自古以来，人们一旦进入老年期常会将自己与疾病联系到一块而产生恐慌感，人们也希望自己能够延年益寿，这样就诞生了许多维持健康的方法，各种宗教、哲学思考也随之出现。近些年来，随着社会的进步、医疗卫生事业的发展，老年人的健康问题得到了人们的重视，各个领域针对老年人的有关政策、法律、法规在不断完善，在保健、福利、医疗等方面已经有了相应的对策（表3-3-4-1）。随着康复医学的兴起，老年人的健康问题得到了进一步的保障，作业疗法作为康复治疗的一部分对提高老年人的身体功能、心理健康、家庭及社会适应能力起到了不可低估的作用。老年保健和治疗内容有健康手册的使用、健康教育、健康诊断、医疗、功能训练、访问指导等，其中保健手段对45岁以上即可实施，治疗手段在60岁以上或45岁以上体弱、疾病者实施。

表3-3-4-1 与老年人有关的对策

回归社会的促进事业	家庭福利对策	设施对策
老年人俱乐部活动等社会促进事业	为老年人派遣家庭服务员	疗养院
老年人能力开发情报中心	老年人家庭短期护理	特别疗养院
老年人健康咨询中心	家庭服务事业	老年人福利中心
	老年人日常生活用具的支付	养老院
	痴呆老人对策	医院
	高龄者服务综合调整推进事业	康复中心

二、老年人的特征

人在一生中，由诞生到衰老，机体经历了分化、成熟到老化的过程，体现在躯体功能、精神、心理、社会、经济各个方面。在这些方面，老年人有自己的特征。

（一）躯体方面的特征

随着年龄的增长，老年人躯体方面会发生许多变化，全身各脏器解剖、生理等方面出现老化的趋势，表现为各种脏器的功能低下、对轻微的变化适应能力差、储备能力差、防御反应能力低下、恢复能力差等，因此容易引起疾病或功能障碍，患病后并发症多，并容易形成疾病的慢性化而限制其日常生活及社会活动，引起二次障碍。如果这时缺乏医学及有关知识，不能正确处理，会产生严重的负面影响。在青、壮年期注意改善生活（饮食、工作、休息、运动、精神状态等），可在某种程度上预防成年病和老年期特征性疾病的发生（表3-3-4-2）；在衰老之前就采取积极的手段保持健康，可将各种变化限制在最小范围；在发生疾病之前，根据个人能力掌握一些运动学方法及适应生活的方法对保健延年也是非常重要的。

表3-3-4-2 老年人的特征性疾病

类 别	疾 病
神经、精神疾病	脑血管病，老年痴呆，帕金森病，老年妄想状态，抑郁症，进行性麻痹，酒精中毒性精神病等
循环系统疾病	高血压，心绞痛，心肌梗死，全身性动脉硬化症等
呼吸系统疾病	慢性肺气肿，慢性支气管炎，肺癌，肺结核，肺炎等

(续表)

类别	疾病
消化系统疾病	各种消化器官癌症,胃溃疡,食道裂孔疝,胆结石,肝硬变等
泌尿系统疾病	糖尿病肾病,肾盂肾炎,尿路感染等
血液系统疾病	继发性贫血,恶性贫血,多发性骨髓瘤,白血病等
内分泌疾病	甲状腺癌,桥本病,原发性黏液肿等
代谢疾病	糖尿病,痛风,高血脂等
运动系统疾病	骨质疏松,骨性关节炎,风湿性关节炎等

1. 循环系统

（1）血管：动脉内膜增厚，血管平滑肌细胞透明样变，钙盐沉积，血管弹性差，扩张能力差，血管变直、变脆，主动脉容量增加，周围血管阻力增高，收缩压和舒张压均可升高。动脉硬化随年龄增长而加重。

（2）心脏：心肌纤维化及淀粉样变，心内膜增厚，心瓣膜变硬，可发生钙化，心脏传导系统纤维化。血液动力学改变主要是心脏搏出量减少，65岁较25岁减少30%～40%，心脏储备功能在70岁时只相当于40岁的1/2，心肌收缩力与顺应性下降，易发生心衰。

（3）血液：凝固性增高，纤维蛋白活力降低，呈高凝状态，容易发生血栓性疾病。

2. 呼吸系统　老年人呼吸道黏膜萎缩，分泌功能减退，气管软骨钙化，细支气管管腔变小，胸膜变薄、易钙化。肺萎缩，肺泡扩张，形成老年性肺气肿。肺功能逐渐衰退，肺活量下降，生理死腔和残气量增加，最大通气量下降，呼吸次数增多，活动后易气喘。呼吸节律改变（如短暂呼吸停止和周期性深呼吸）。动脉血氧分压减低。

3. 消化系统　老年人舌乳头味蕾逐渐萎缩，鼻黏膜萎缩，味觉和嗅觉功能减退。胃肠道黏膜变薄，腺体减少，平滑肌变性、萎缩、弹性降低，胃肠蠕动减慢，消化液减少，消化酶减少，消化吸收能力下降。肝细胞减少，纤维组织增加，解毒功能减退，蛋白合成减少。胆道纤维组织增加，壁增厚，胆汁淤积，易于形成结石和炎症。

4. 泌尿系统　肾实质萎缩，包膜增厚，肾单位减少，血流量减少，肾功能减退，夜尿多，尿比重低。膀胱肌肉减少、萎缩，扩约肌萎缩，可导致排尿困难、尿频、尿失禁。前列腺中叶肥大，压迫尿道引起排尿困难；前列腺侧叶肥大，压迫尿道引起尿潴留。

5. 内分泌腺和性腺　老年人胰腺重量减轻，B细胞减少，胰岛素分泌不足，糖耐量不足，最终导致糖尿病。甲状腺萎缩，甲状腺素分泌不足，代谢率低，活动减少，加速衰老。肾上腺皮质萎缩，功能减退，激素分泌减少。性腺萎缩，性激素分泌减少，促性腺激素增加。

6. 神经系统　脑萎缩，脑室扩大，硬脑膜增厚，蛛网膜纤维化，神经细胞减少，神经纤维变细。脑细胞内部结构改变（如代谢产物褐色素增加），脑功能减退。脑血流量减少，耗氧量减少，脑循环阻力增加，神经传导速度减慢。

7. 运动系统　肌细胞内水分减少，肌纤维萎缩，肌肉弹性下降。骨质疏松，骨质增生。

8. 皮肤　皮肤干燥，出现皱纹，真皮脱水，皮肤弹性下降，脂肪细胞减少，皮肤附件萎缩。

9. 视力和听力　视力下降，易患青光眼和白内障。听力减退，严重者出现耳聋。

(二)心理和精神特征

老年人可因社会地位、家庭情况及经济状况的改变导致一定程度的心理和精神方面的变化,脑实质不同程度的退行性改变也加重了这种变化,导致心理和精神功能的减退。

心理和精神方面的异常状态有烦躁、抑郁、焦虑、妄想、健忘、强迫症、脑血管性精神障碍、痴呆、精神分裂症等。老年人的心理和精神特征主要表现在以下几方面。

1. 感知觉特点 由于感觉器官的逐渐老化,老年人的感知觉也逐渐减退,出现视力模糊,听力减退,流涕而不知,吃东西味觉减弱。感知觉的减退程度因人而异,多不影响正常生活,如果采取积极的训练措施,可延缓这一过程。

2. 注意力和记忆力的特点 由于老年人的大脑皮质兴奋性逐渐减弱,注意力难以长时间集中,注意转移较慢,以致常表现为顾此失彼,手足无措。

老年人记忆力减退表现在两个方面:①近期记忆差,远期记忆保持较好。对多年前的往事记忆犹新,而对当前的事物反应淡漠,昨天或今天发生的事转瞬即忘;另外还可表现为临时性遗忘,话到嘴边竟也忘掉,这是由于脑神经的临时性抑制所致。②机械性记忆明显下降。这是老年人记忆衰退的主要表现,如无意义的人名、地名、日期、电话号码等则记不住。但是,除机械记忆外,老年人理解记忆较好,故总体上记忆能力下降并不明显。

3. 思维和想象的特点 老年人思维的敏捷性和灵活性较差,各种欲望减少(运动欲、性欲、食欲,特别是运动欲),思维呈保持性倾向。其原因:一方面是由于老年人的感知觉、注意力和记忆力减退,对新信息不敏感。另一方面老年人的经验多,心理活动表现为惰性、保持性、呆板等消极倾向。老年人好固执己见、言语啰嗦都是思维不敏捷的表现。另外,随着年龄的增高创造力也下降。

4. 情感特点 如果老年人不能适应已改变的社会角色、社会地位、经济情况、家庭变化、自身状态等,就会产生消极的情绪,如焦虑、不安、悲哀、怨恨、烦恼等。老年人情感的变化主要取决于所处的生活环境状况、需要满足的情况、本人的文化素质和个人修养等。

5. 性格特点 性格是在人的生理素质的基础上,在社会、家庭环境的长期影响下形成的,它具有稳定性。老年人的性格类型基本上和中、青年时期保持一致,但可发生微小变化,主要表现为性格由外向转到内向,特别注意自己的身体,产生疑病感等(表3-3-4-3);其次表现为活动能力低下,这是因为体力减弱所致。

表3-3-4-3 老年人的性格特点

特点	表现
自我中心性	思考、性格的温柔成分逐渐减少,固执、不通融,以我为中心,不顾及他人利益
保守性	记忆力和学习能力低下,不愿接受新鲜事物,缺乏想象力和创造力,坚持自己过去的经验
猜疑	视力、听力下降,产生疏远感和孤独感,怀疑、曲解别人的意思
追悔	理解现在自己的家庭、社会、身体的变化,迷恋过去的生活,忏悔过去的失败与不幸
过分关心身体状况	缺乏对疾病的认识,把精力集中在自己身体上,对生理功能低下问题过度担心

(三)社会、经济方面的特征

老年人社会、经济方面的变化与身体、精神、心理等变化有着十分密切的关系。一般而言,人到中年已确定其在家庭中的地位,以后将保持这种状态,接下来将是体力衰退、生活节律变化、退休,在家庭中的作用也发生变化,经济上的支撑能力逐步下降,开始依赖他人;与之相伴随的是生活范围和人际关系范围逐渐缩小,这种范围的缩小还与交通的复杂化、建筑的高层化、人们往来的减少有关。老年人活动范围的减少不仅存在于城市,而且存在于农村。年轻人向城里集中,把老年人丢在农村。近代科学技术的发展,使得老年人已有的经验性的技术失去了作用,老年人的收入相对减少,这可能是老年人经济水平下降的一个比较主要的原因。在家庭中家长的实权变小,由于丧偶及丧失其他亲友,与孩子产生代沟,使自己面临极其困难的处境,影响了生活习惯,增加了心理负担,甚至会造成身体上的不适。

(四)疾病的特征

老年病是指老年人特有的疾病,一般分为两大类:一类是以衰老作为主要原因的疾病:白内障,耳聋,老年性痴呆,老年性肺气肿,前列腺肥大等。另一类是由动脉硬化引起的疾病:缺血性心脏病,脑血管障碍等。也有人将其分为四类:①原发性老年疾病,如脑动脉硬化。②继发性老年病,如脑血栓形成。③老年人易患的疾病,如癌、增生性关节炎、震颤麻痹等。④各年龄组均可出现,但在老年人则较严重的疾病,如感染性肺炎、腹泻等。

老年人疾病的特点如下。

1. **病因不易查清** 老年患者一般起病缓慢,病程迁延,疾病初期症状不显著,不易与生理衰老相区别,既往史复杂,常有多种疾病存在,要想明确诊断比较困难。

2. **主诉少,易沉睡** 这是由于年老、脑细胞减少、敏感性降低、反应迟钝所致。任何引起脑血流量减少及氧消耗量增加的情况,都能促使老年人发生脑血氧供应不足,而引起沉睡。

3. **易合并多种疾病** 进入老年期各个脏器组织先后发生变化,因此时常是多个系统的病变同时存在,大多难以用单一疾病解释所有现象。另一方面,即使是同一个脏器也容易出现多种病理改变。有时在治疗某种疾病时会对另外一种疾病产生不利影响。

4. **临床表现常不典型** 老年病症状、体征常缺乏典型表现,立刻诊断有时很困难。如心肌梗死时,胸痛往往不重或缺如,却以心律失常、心源性休克、急性左心衰竭等情况出现;也有的因为疼痛部位不典型,表现为上腹痛、肩痛、牙痛而被误诊。有时症状轻而病情重,如肺炎患者可不发热、咳嗽、咳痰少,白细胞计数不高,但 X 线片却显示有大片阴影。

5. **储备力降低** 易发生多脏器功能衰竭,且易发生并发症。老年人各脏器功能减退和储备能力下降,平时虽可维持内环境稳定,但患病后易发生各脏器功能不全,其中以肾、脑、心、肺等更多见。易并发和原有疾病无关的疾病,肺炎是老年人疾病的常见和主要并发症,在老年人的死因中占主要地位,许多疾病如脑血管病、肿瘤、糖尿病等,多因并发肺炎而致人死亡。储备能力低下还可表现为轻度发烧、腹泻、电解质紊乱时即出现意识障碍。

6. **易致残** 老年人病后常多病共存,病程迁延和慢性化,易导致残疾,致残后康复比较困难,甚至长期卧床。

7. **用药易发生副作用** 老年人用药后副作用发生率高,有学者统计 70~79 岁的老年人的药物副作用发生率为 21%,而 20~29 岁年轻人仅为 3% 左右。

三、老年人作业疗法的评定与实施

老年康复医学有两个含义:一个是将各种康复手段包括功能评定与康复治疗用于老年人;另一个是将康复的思想用于老年医学,在康复思想的指导下,解决老年人本身及老年人病残的躯体、心理、精神和社会等方面的问题。

老年人作业疗法的实施在程序上与成人和儿童基本上是一致的,即作业治疗师接诊患者后对其进行系统体格检查,根据检查结果作出初期康复评定,然后按康复评定结果制定康复目标、治疗计划。治疗计划和康复目标要与康复医师的康复处方内容相吻合,以后进入作业治疗的实质阶段;治疗一段时间后,根据治疗情况再次进行康复评定,总结前一阶段的成绩和不足,检查康复目标和治疗计划的实施情况,制定下一步的目标和计划,继续作业治疗,在整个治疗过程中反复进行康复评定,待完成治疗计划、达到康复目标时进行末期康复评定并进行总结,为患者出院提出建议及注意事项,最后结束治疗,出院。

需要注意的是,老年人的这些特点决定了其作业及其他治疗上的特殊性,作业治疗师在进行治疗时一定要把老化后身体的、心理的、精神的、社会的各种因素的变化充分考虑进去,以保证治疗能够在安全、平稳、有效的情况下完成。

(一)作业疗法的对象和注意事项

1. 对象 老年人康复对象的范围比较广,涉及许多疾病,概括起来可有以下3类。

(1)有明确障碍的老年患者(偏瘫,关节炎,骨折,四肢瘫,神经疾患,截肢等)。

(2)患有慢性疾病但没有明显障碍的老年人(慢性心脏疾患,慢性肺部疾患等)。

(3)没有明显疾患但体力减退、咀嚼困难、耳目失聪的老年人。

2. 实际情况分析 第(1)类人是康复的中心,与成年人的康复基本相同。第(2)类人比较常见,应该在康复治疗中占的比例大,但往往被人们忽略,因为是慢性病,得不到应有的康复治疗。对第(3)类人的康复治疗包含老年人的健康管理、健康指导等广泛内容。目前,在我国开展工作最多的是对第(1)类人的康复工作。对第(2)类人虽然做了一些工作,但比较患者所占的比例与康复工作的实际情况,可知工作的深度和广度是远远不够的,需要康复工作者努力。第(2)类人被人们所忽略的问题应当改变。其实这部分工作十分重要,它对提高老年人的健康水平、预防疾病及残疾的发生有着非常重要的意义,需要各有关人员来重视这部分工作,使整个康复工作进入新的阶段。从上述分类来看,第(1)类和第(2)类病人可在医院进行康复治疗,也可在社区进行康复治疗。第(3)类人应该在社区进行康复治疗。但从实际情况来看,无论是人力、物力还是财力都很不够,还需要做许多工作。

3. 注意事项 适当的体力活动,特别是有规律的运动训练是主要方式,也是健康老人延缓衰老过程和预防伴随的退行性病变、保存现有功能、通向健康长寿的道路。但是,由于老年人个体差异大,适应能力差,判断其运动能力比较困难,运动量过大易造成危险,运动量过小达不到治疗目的。因此,在康复训练过程中应当注意以下问题。

(1)对老年人治疗必须采取积极态度,动员其接受作业治疗,包括向其家属介绍治疗效果。老年人心理功能减退,耳目失聪,多种疾病并存,活动不便,常不能完成规定的康复程序,所以对老年人的康复必须有耐心,应当尊重老年人在康复训练中的合理要求和意见,争取老年人的合作。

(2)注意从实际出发,了解老年人病前的活动水平,确定当前的身体、精神状况,分析影响康复的障碍因素,制定合理的康复目标。

(3)老年人的运动量以低强度、长时间、缓慢渐进为宜。在进行较大运动量治疗时,应先做准备,治疗中注意休息,使活动与调整并重。

(4)鼓励老年人进行耐力性运动训练,避免竞技性体育活动或静态性运动。

(5) 作业活动中如出现心悸、气短、出冷汗、头晕、心绞痛或心电图有缺血性改变时应立即停止活动。当出现头痛、头晕、流鼻血、血压超过 160/100mmHg 时也应停止训练。尿中有少量蛋白和红细胞时并不是作业疗法的禁忌证，但当肌酐、尿素氮增高时则应停止训练。运动可以消耗血糖，引起血糖下降，糖尿病病人应用胰岛素时应注意调整用量。要注意把正常的疲劳与病态的不适区别开。

(6) 老年人运动后，可先休息半小时，至少在运动后 1 小时才允许就餐，饭后不要马上活动，避免患有心、肺疾病的老年人增加餐后心脏负担。

(7) 老年人一般感觉迟钝，行动缓慢，骨质疏松，运动场所及训练设备均应保证安全，以防跌倒而发生骨折。老年人跌到的原因与体力弱、肢体瘫痪、偏盲、失行、深感觉障碍、视力下降、听力下降等有关。

(8) 注意防止发生废用综合征和误用综合征。因老年人本身处于废用的边缘，加之患病后长期卧床，如不注意早期康复，就会发生肌肉废用性萎缩、骨质疏松、关节挛缩、直立性低血压等废用综合征。另外，训练手法不正确、运动量过大或矫形器的错误使用会引起骨、关节、软组织的障碍而发生骨关节炎、关节周围炎、骨关节变形、韧带松弛与延长、肌腱断裂等误用综合征，导致患者卧床。

(9) 老年人远期康复的最大难点是康复疗效退步问题。其原因，一是老年人因增龄而多病和功能减退，另一是未能在出院后继续进行康复训练。所以，老年人康复是一个长期问题，不能因出院而终止。

(10) 注意环境的控制。老年人作业治疗的环境要尽量安静、舒适，温度要适宜，温差不要过大，光线要合适，地板要平整，设备摆放要合理，不得妨碍活动。

(二) 评定和目标

1. 评定　老年人作业疗法的评定项目和评定方法与成年人的评定基本相同，略有区别的是老年人内科系统的评定比其他年龄阶段占的比例大，如血管、心脏、肾、呼吸系统、肝脏、内分泌系统等功能检查。另外，伴随老化的神经系统的退行性变，神经学的评定内容也十分重要。这些有关的详细内容由作业治疗师掌握，言语方面的情况由言语治疗师提供并解决。

作业治疗的评定内容有肢体功能、精神心理功能及社会能力，肢体功能包括肌力、关节活动范围、运动功能、感觉、听力、视力等，老年人常存在全身功能下降的问题，所以评定肢体功能时要注意进行双侧检查。日常生活动作的评定是老年人功能评定的中心，日常生活动作检查的结果受精神、心理的影响，所以要准确把握精神、心理的情况。老年人精神、心理方面需要评定的内容有记忆力、判断力、理解力、定向力、计算力、自知力、感情交流能力、主动性、性格、生活习惯、反应速度等，在做这方面评定之前，要搞清楚患者的社会背景、职业、受教育的情况。躯体功能和心理、精神状态受社会环境影响，社会方面的评定内容包括家庭环境、生活方式、职业、教育等。掌握上述内容对选择治疗方法，制定治疗计划及康复目标十分重要。

把握患者病前的性格特征在整个作业治疗的实施过程中是非常必要的，这些信息可通过与患者的接触和与家属的交谈得到，同时注意听取护理及其他有关部门的意见，从多个途径掌握患者的情况，以增强治疗方案的可靠性。还有一个需要注意的问题是，老年人的身体、心理、精神及社会因素变化快，评定周期要比成年患者短，每次的评定时间要适当延长，内容要丰富。

2. 目标　老年人的康复目标与一般疾病的治疗目标不同:一般疾病的治疗目标是指病理上的治愈;而老年人的康复目标应当是功能上的恢复,即在于恢复因伤、病致残的老年人的机体功能和日常生活活动能力,提高生活自理程度,减少或避免久病卧床以及老年痴呆的发生,减轻老年病人对家庭和对社会的负担,创造提高生活质量的环境,建立有充实感的精神生活。

康复目标包括身体功能、心理功能、精神功能、日常生活能力、回归家庭、回归社会等,其重点内容在前5项,即预防老化,提高身体功能、提高心理和精神功能、激活整个机体,获得健康感、希望感和生活乐趣,建立自信心、生活的独立性和进取心,当然能够回归社会也是人们所期待的,职业康复对老年人并不十分重要,这一点不同于中、青年患者的康复目标。

完成康复目标的步骤是提高肌力、改善关节活动范围、提高运动的协调性等;同时调整心理、精神状态;最后达到日常生活尽可能自理、回归家庭及社会。

(三)治疗方法

老年人的作业疗法与其他年龄阶段的方法基本相同,分床边的训练方法、训练室的方法和出院后的方法,这些方法应该是连贯的。对老年人要特别强调出院后的指导,包括房屋改造等设施上的问题。因为老年患者在医院经过一段时间的治疗后,身体各部分的能力得到了提高,这些都是在医院的环境中完成的,医院环境和家庭及社会环境差别很大,如不进行这些方面的指导及训练则难以适应家庭及社会生活的需要;加之老年病人体力差、惰性强,如不及时进行指导,会出现功能倒退现象。为老年病人选择活动时,在考虑基础病变导致的种种障碍的同时,还应注意视力、听力、反应速度、理解力、身体耐力、疲劳的恢复能力及心理等问题。

老年人存在这样的问题:一方面觉得自己年龄大了,另一方面又不注意自己身体和心理方面的变化,有时不承认这些变化,在理解和掌握治疗、训练方法时不能完全按照治疗师的要求去做,以致影响治疗效果。所以,在与老年人接触时要留意这一点,并要考虑到老年人病前所处的环境。下面分别介绍各种方法。

1. 生活方面的帮助　日常生活独立性的欠缺,不仅给生活带来不利影响,而且对精神有种种不利影响,所以要充分理解老年人生活独立的意义。生活行为的独立不只是生活上不依靠别人的问题,还对增加个体的尊严起着重要的作用,特别是饮食、排泄、转移等方面的独立更为重要。因此,要为老年人创造良好的社会、家庭及生活所必需的环境,对日常生活独立性欠缺的老年人给予各方面的帮助,提高他们的能力,以适应生活的需要。

(1)帮助要点:

1)躯体功能的维持和改善。

2)精神功能的维持和改善,心理支持。

3)ADL能力的维持和改善。

4)环境(人为的、物理化学的)的改善和调整。

5)对陪住者和家属的教育和支持。

(2)帮助目的:让老年人做翻身、起坐等动作,需要他们有较强的意识,治疗师在调动患者的意识进行活动时,要根据老年人的身体能力(体力、储备力、肌力、活动范围等)尽可能做到以较小的意识能量调动出较多的运动,这才是比较理想的结果。另外,要注意尊重老年人的人格,采取积极的态度与其接触,以激发老年人的能量。

总之,帮助的目的是要减少老年人"不能做"、"不想做"等意识,努力营造出"我要做"、"加油"这样的躯体、心理准备状态,帮助者和家属要为患者提供适合的环境。还要注意的是,家属和帮助者给老年患者提供一定的生活助力后,需要强化老年人维持自身功能与能力的意识,保证治疗的顺利进行。

2. **集体活动的重要性**　为了使老年人获得独立的生活能力,交往和集体活动是不可缺少的,为的是使患者有社会存在的感觉。老年人与家属和陪住者的关系多是长辈和晚辈的关系,在这种关系的基础上接受帮助会有两种结果:一是患者觉得自己价值降低的心理倾向;二是以平等的心态与周围人接触、肯定自己的心理倾向。集体活动能够使老年人以平等的心态与人接触,建立自信心,增加生活的乐趣。通过集体活动的方式开展一些趣味性的作业活动,培养老年人的社会功能感与连带感,使老年人感觉到自己是集体中的一员、生活丰富多彩;通过集体活动可以加强患者之间的交流,互相吸取经验,增加对疾病和作业疗法的理解,有利于身体和精神等各方面的恢复。

3. **帮助患者实现自我**　世界多样化的今天,谁都期望能度过安逸、丰富的老年生活,每个人都不例外地希望在社会上占有一席之地,能够实现自我。现实情况是,因为老化,躯体、心理、社会各方面能力下降,有相当一部分老年人难以实现自己的理想,有的具备一些能力,但缺乏条件,也不能实现自己的愿望。对这些老年人就应该从各个方面给予支持和帮助,为他们创造表现自己、实现自我的环境。作业疗法就是其中之一。在作业的环境中,老年人通过创造自己的作品、完成一项活动等,会产生一种收获感,减轻悲观情绪,如再得到别人的认可就会大大增强信心,重新认识自己的能力。作业治疗师要按照每个老年人的具体情况,帮助他们设计快乐的、具有成就感的活动,设计出使患者觉得自己能够成为社会一员的活动,帮助他们实现自我。

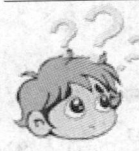

思考题

1. 躯体障碍者和老年人作业疗法的实施。
2. 儿童障碍评定需要掌握哪些资料?
3. 作业疗法对精神障碍的治疗作用是什么?

(桑德春)

第四章 临床作业疗法

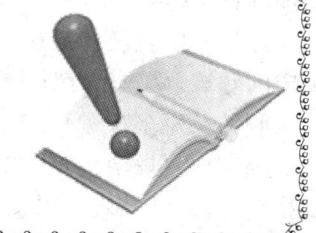

学习目标
1. 掌握临床作业疗法的流程和评定方法。
2. 了解作业疗法常用项目的特点。
3. 了解作业疗法治疗计划的制定方法。
4. 了解作业疗法记录和报告方法。

作业疗法是不断发展、成熟的康复治疗方法。临床作业疗法有其必须遵循的流程。制定康复治疗计划之前需要进行康复评定,在评定的基础上发现康复问题点,制订康复目标和治疗方案,才能选择适宜的作业治疗项目,进行针对性治疗。

第一节 流 程

作业疗法以医学知识为基础,利用医学技术解决患者的日常生活、社会生活、职业生活等问题,作业疗法的流程围绕着康复医疗的周期展开,并应考虑到回归社会或家庭后的服务等问题。作业疗法的实施过程归纳如下:作业治疗师接诊患者→体格检查→初期康复评定→制定康复目标、治疗计划→按康复处方进行作业治疗→再次康复评定→继续作业治疗→……→完成治疗计划、达到康复目标→末期康复评定→结束治疗→出院(回归家庭或社会)。

一、接诊

接诊病人时治疗师态度要和蔼,使用语言要通俗、易懂,但不要漫无边际、偏离治疗的内容,要争取患者的信任。谈话的内容包括现病史、既往史、生活史、职业史、家族史、心理史及患者的要求等,介绍作业治疗的目的、意义和基本方法,同时要与患者家属或陪伴者进行交谈,使他们了解作业疗法的基本情况,以便配合整个治疗过程。

二、体检

体格检查包括全身一般情况和专科情况检查。一般情况是指头部、颈部、胸腔脏器、腹腔脏器的功能状态。专科情况指与本次治疗有关的脏器组织及功能状态,针对专科情况进行的治疗称为专科治疗。与作业疗法相关的有精神、神经系统,肢体运动、感觉、协调、平衡等功能。身体一般情况是治疗的基础和基本保证,专科情况是治疗、训练的重点内容,其检查的详细内容将在下一部分叙述。

三、康复评定会

康复评定会是康复流程中的重要环节，是在上述基础上对患者的状况作出评定，找出问题点。康复评定会根据不同时期的不同要求分为初期康复评定会、中期康复评定会、末期康复评定会。

初期康复评定会是对患者接受治疗时障碍情况的评定，以此确定康复目标和治疗计划及训练方法，然后按照康复处方的要求进行治疗、训练。

经过一定阶段的治疗后再安排中期康复评定会，总结前一阶段的治疗、训练情况，重新确定问题点，修改治疗计划和目标，继续进行治疗、训练。中期康复评定会可以根据患者治疗时间的长短多次进行。

末期康复评定会是对整个康复治疗的总结，并为患者出院后回归家庭和社会提出建议及指导，以保证其继续康复。

四、问题点的确定和解决

康复评定过程中问题点的确定是制定治疗计划与康复目标的基础，只有找到问题点才能解决问题。确定问题点不十分容易，会受个人因素、信息质量、患者需求及社会环境的影响。尽管按照康复流程进行了问诊、体格检查，但有时患者处于异常的心理状态，不愿意向治疗师叙述真情，使得治疗师难以获得真实信息，这就需要治疗师有极强的观察、判断能力，才能够找出其问题点，避免偏离治疗方向。有时患者的自信心极强，治疗师又很难改变其想法，此时应给患者几种治疗方案供其作出选择。

患者所处的社会地位不同，障碍对其影响也不一样。如患者偏瘫但无认知方面的改变，而且这一患者的职业是工人，则对其工作职能会有很大影响。如这一患者是单位决策人，则对其社会职能不构成明显影响。在确定问题点时应该充分注意这些特殊性。

同一个患者往往存在着许多问题，不可能同时得到解决，作业治疗师要根据问题的重要性和迫切性按一定顺序着手解决，主要取决于：①患者的愿望：这是治疗师首先要考虑的问题，要了解患者最需要解决的问题是什么，要尊重患者的意愿，解决他们的痛苦。患者的愿望取决于他们过去的生活经验、自我控制能力、生活方式和社会压力。治疗师要按照患者的意志、地位、潜力，正确判断患者的愿望。②功能障碍的性质和程度：主要判断患者的障碍是否可逆、其恢复程度如何，然后再去关注可能解决的问题、设定可能达到的目标。③文化与社会背景：治疗师要充分了解患者的文化和社会背景，了解他们的风俗习惯。当确定问题点并加以解决时要考虑是否与之相符，否则将是徒劳的。④作业的复杂性：各作业治疗的难易程度不同，要由简单到复杂地进行，这样患者容易获得成就感，可以取得良好疗效。⑤治疗的科学性、可靠性：这取决于治疗师的基础理论知识与实际经验，科学、可靠的治疗措施要优先考虑。

五、出院指导

出院后回归家庭和社会的一些问题容易被人们忽略，实际上也应该考虑到康复流程之中,这部分内容包括肢体或器官功能如何维持及如何适应家庭和社会生活,家庭和社会如何为患者提供条件以满足其生活需要。前者指在家庭和社会环境中怎样使患者所掌握的功能得以应用、得到维持和提高;后者指进行房屋改造、建立坡路等无障碍设施以利于患者的生活需要;能够参加工作的患者还应该进行职业方面的训练和准备等。

第二节 评 定

在确定治疗计划之前,应该对患者进行评定、寻找出问题点。作业治疗师通过评定可以发现患者的障碍情况和潜在能力,并对此进行治疗,按照障碍的改变再次进行评定以修改治疗方案、提高疗效。评定的目的主要有五点:①确定障碍者身体、心理、社会等方面的问题点。②按照问题点制定康复目标。③通过评定对诊断和预后作出判断。④评定的内容可作为研究资料使用。⑤通过评定体现治疗效果。

一、观察与交谈

观察是作业疗法评定的基础,是治疗师必须掌握的技能。观察不仅是通过眼睛去看,还可通过交谈及其他感觉器官去体验。交谈在作业治疗中经常使用,通过交谈可以了解情况,建立医患、治疗师与患者家属或保护人之间的恰当关系,是检查和测定的基础。交谈要有目的性,好的交谈有几个必要因素:第一要有观察能力,即非语言或行动的记录能力;第二要有谈话的能力;第三要有捕捉重点问题的能力,要想做到这一点必须赢得谈话对象的信任;第四要有鼓舞谈话对象的能力;第五要有使用患者的语言进行交谈的能力;第六要有回答患者提出的问题的能力。谈话的形式按谈话的目的而有所不同,不论采取什么样的形式都要在宽松、和谐的气氛中进行。

(一)观察的三阶段

1. 第1阶段

(1)对场所的观察:①可利用的场所。②可利用的资料、道具。③作业疗法的介入方法。

(2)整体观察:①患者数和职员数。②男性和女性患者数。③患者的一般外观。

(3)对完成作业情况的观察:①能否独立作业,需要帮助的频率。②完成课题的时间。③患者的注意力及对课题的兴趣。

(4)对人际关系的观察:①与作业治疗师交流的话题和与其他人交流的话题。②与作业治疗师接触和与其他人接触的频率。

2. 第2阶段

(1)对进入作业疗法室时的观察:患者与其他人一起进入治疗室时,对患者的状态进行记录。

(2)对开始进行课题时的观察:患者能否开始进行课题,患者能否提出意见或能否听懂作业治疗师让自己做什么;对患者使用的语言进行记录。

(3)对完成课题情况的观察:患者能否独立完成课题,能否由一个课题转向另外一个课题。

(4)对处理问题的观察:患者是否知道遇到了问题,是否寻求作业治疗师或其他人的帮助,寻求帮助时提出了什么问题,提出的是一般问题还是特殊问题,询问后能否完成等。

(5)对处理人际关系的观察:患者与作业治疗师或其他人员是否交流,治疗中与别人交流的频率,患者是否在别人旁边坐,是否与一个以上的人交流。

3. 第3阶段

(1)对患者缺点的记录:包括服装、身体和感情等方面需要帮助的情况。

(2)总结有关患者能力的信息。

(3)总结观察到的患者的学习情况:学习方法是怎样获得的(是治疗师教给的还是从书本上学来的),执行起来有无错误,能否模仿。

(4)总结患者解决问题的方法:能否发现问题,是否求得援助,能否解决问题等。

(5)总结患者的人际关系:与人交流的频率,与谁交流等。

(6)进行小结:简单地对患者的整体印象作出评定。

(二)观察儿童的要点

(1)外观:适当的卫生观念,服装是否合适,清洁情况等。

(2)运动能力:协调性,运动是否受限和受限的程度。

(3)感觉、知觉能力:对各种物体的辨别能力(形、色等)。

(4)一般行动:多动,少动,其他奇怪行动等,情绪、感情的表现等。

(5)课题完成能力:完成的情况,集中程度,注意力,解决问题的愿望和能力等。

(6)兴趣(通过玩具):在作业疗法室内观察到的兴趣状态。

(7)语言状况和语言的数量。

(8)人际关系:与作业治疗师和其他儿童的关系。

(9)幻想世界:通过游戏和语言表达。

(10)其他听觉等异常知觉体验。

(作业疗法的基本观察要点见表3-4-2-1,儿童也可参考表3-3-3-1)

表3-4-2-1 作业疗法的基本观察要点(ingle side mental hospital)

一般行动	工作(课题)	解决问题	人际关系
(1)外观	(1)参加程度	(1)目标认知	(1)自己主张和独立性
1)不注意个人卫生,衣冠不整洁	1)拒绝参加	1)不能发现存在的问题	1)没有独立性,依赖于他人
2)能注意个人卫生,衣服干净,但不注意样式	2)在活动场所,但不参与	2)可注意存在的问题,但不能指出	2)消极,只顺从自己的主张
3)注意外观但衣服和化妆不恰当	3)不能按指令完成任务(包括书面指令)	3)能指出问题,但不能确定其定义	3)注意独立性和依赖性的问题,但控制能力一般
4)注意个人卫生,衣服与年龄和场合相匹配	4)可强制参加活动	4)能指出问题,并能确定其定义	4)相信自身的要求和做法
(2)动作的协调性	5)可自发参加活动	(2)目标设定	(2)他人的关注
1)无功能性运动,粗大或精细动作有障碍	(2)集中的程度	1)不能设定	1)过分要求他人的关注
2)粗大动作稍障碍,道具使用有困难	1)对工作失去兴趣	2)可接受工作	2)常常要求他人的关注
3)粗大动作无障碍,精细协	2)有兴趣,但注意力不太集中,动作很缓慢	3)工作进行缓慢	
	3)集中程度一般	4)可选择自己的目标,自由工作	
	4)能有兴趣、注意力集中地完成工作	(3)解决问题	

（续表）

一般行动	工作（课题）	解决问题	人际关系
调动作稍有障碍 4）粗大或精细动作均无障碍 (3) 行动 1）奇怪的行动多，自言自语多，而且反复说，对情景不能作出适当的反应 2）有自己的世界，面对情景能作出反应 3）有一些自己的世界，对周围环境也能进行一些接触 4）完全没有障碍 (4) 参加活动 1）语言和行动迟钝，甚至不能参加活动 2）不能参加活动，维持兴趣有困难 3）在活动中有维持一定兴趣的可能 4）按正常速度说话和参加活动 (5) 感情 1）有一点感情表现 2）有感情表现，与场合不相称 3）有感情表现，有时与场合不相称 4）感情表现自然 (6) 时间概念 1）时间和场合不相称 2）仅注意时间，不注意日程 3）注意时间，但自己把握起来困难 4）有时间概念，自己能够把握 (7) 责任感 1）完全不能按照动机去做，不能注意自己的行动 2）能按照一定的动机去做，对自己的行为不负责任 3）能按照一定的动机去做，对自己的行为负一定责任 4）能按照动机去做，对自己的行为负责任	(3) 完成指令 1）能理解部分指令 2）理解指令稍困难 3）能完成比较复杂的指令 (4) 工作水平 1）工作水平低，达不到技术水平 2）可做简单作业，不注意技术水平 3）注意技术水平，但水平一般 4）可用适当的技术完成工作	1）不寻求解决问题的信息 2）在指导下获取信息 3）不理解所获取的信息，需要别人提示 4）积极获取信息，采取适当的方法解决问题 (4) 结果 1）失败，放弃作业 2）失败，有愿望去做，但无法改正 3）失败，鼓励后有改正的意愿 4）成功，即使失败也有意愿去更改 (5) 对活动的兴趣 1）对活动都没有兴趣 2）对活动稍有一点兴趣 3）对活动有些兴趣 4）有兴趣积极参加活动，并能探索新的活动 (6) 对完成了的工作的兴趣 1）对所完成的作业没有表示出兴趣 2）对所完成的作业稍表示出一点兴趣 3）对所完成的作业表示出一些兴趣 4）对所完成的作业表示很大的兴趣	3）有时要求他人的关注 4）用可接受的方式要求他人的关注

二、检查与测定

通过检查和测定可以发现患者的功能和潜在的能力，用以评定以下几方面内容。

(一) 身体功能障碍的问题

1. 感觉

(1) 感觉的类型：

1) 浅感觉：来自皮肤和黏膜，包括痛觉、温度觉、触觉。

2) 深感觉：来自肌腱、肌肉、骨膜和关节，包括运动觉、位置觉和振动觉。

3) 复合感觉：或称皮质感觉，包括形体觉、两点辨别觉、定位觉、图形觉、重量觉等。

(2) 感觉障碍的类型：感觉障碍根据病变性质可分为破坏性症状和刺激性症状。

破坏性症状是指感觉径路被破坏或功能受抑制时的感觉缺失或感觉减退。感觉缺失有痛觉缺失、温度觉缺失、触觉缺失和深感觉缺失等。在同一部位各种感觉均缺失称完全性感觉缺失；在同一部位只有某种感觉障碍，而其他感觉存在，称为分离性感觉障碍。

刺激性症状是指感觉径路受到刺激而兴奋性增高时出现的感觉过敏(轻微刺激引起强烈的感觉)、感觉倒错(非疼痛性刺激引起疼痛感觉)、感觉过度(各种刺激引起强烈的难以忍受的感觉)、感觉异常(麻感、木感、痒感、发重感、针刺感、冷和热感、蚁走感、肿胀感、电击感、束带感等的总称)或疼痛。感觉过敏属感觉障碍的"量"的异常，感觉倒错、感觉异常属感觉障碍的"质"的异常。

2. 运动

(1) 粗大运动：如翻身、坐、站、走、跑、单脚跳、双脚跳等。

(2) 粗大运动的协调：利用大肌肉活动控制的运动，如双脚站立、轮替运动、滚球和接球运动。

(3) 精细运动的协调：利用小肌肉活动控制的运动，如抓、捏小的物品，写字等。

(4) 耐力：为达到目的一直坚持做某种活动。

(5) 意念性活动：按要求想象着做某些活动，如看图去做动作。

(6) 视-运动整合：眼睛接受信息的同时能协同身体运动。

(7) 优势侧：常用于做高难度动作或重力活动的一侧肢体。

(8) 口部运动控制：利用口部肌肉的协调运动控制口部活动。

3. 神经肌肉活动

(1) 反射活动：原始反射的出现和抑制，姿势反射的成熟。

(2) 关节活动范围。

(3) 肌力。

(4) 姿势控制：重心转移时，利用身体的保护性反射保持身体的平衡。

(5) 肌张力。

(6) 关节稳定性：主动肌与拮抗肌的协同运动维持关节的稳定性。

(7) 偏瘫肢体功能检查。

(二) 日常生活功能障碍的问题

日常生活活动 (activities of daily living, ADL) 是指人们在每天的生活中，为了照顾自己的衣、食、住、行，保持个人卫生整洁和独立在社区中生活所必需的一系列的基本活动。

根据性质 ADL 可分为两类：①躯体或基本 ADL (physical or basic ADL, PADL or BADL)：是在每天生活中的穿衣、进食、保持个人卫生等自理活动和坐、站、行走等身体的基本活动。②工具性 ADL (instrumental ADL, IADL)：是指人们在社区中独立生活所需的关键性的较高级的技能活动,如家务杂事、制办饮食、采购物品、骑车或驾车、处理个人事物等,由于大多需要借助于工具,而被称为工具性的ADL。

从分类上看,PADL反映较粗大的运动功能,适用于较重的残疾;而IADL反映较精细的功能,适用于较轻的残疾,其在发现问题方面较PADL敏感,故常用于调查。PADL常在医疗机构内应用,IADL多在社区中应用。目前大多IADL量表的内容不是纯属IADL的,多半是在PADL的基础上加上IADL的内容组成的;而PADL量表多数较纯而不含IADL的内容。一些较新的ADL量表,除了含有躯体功能外还有记忆、注意、思维、语言等认知功能在内,也在广泛使用。ADL的内容见表3-4-2-2,常用的ADL量表为表3-4-2-3中所列。

表3-4-2-2 ADL的内容

PADL(BADL)	IADL	
个人自理类 (1)穿衣 (2)进食 (3)梳饰 (4)上厕所 (5)沐浴 (6)自理生活中的一些徒手操作 躯体活动 (1)床上活动 (2)坐 (3)站 (4)转移 (5)步行 (6)上下楼 (7)驱动轮椅	户外类 (1)乘公共汽车 (2)骑车或驾车 (3)使用钱币 (4)采购 (5)旅游 (6)社区活动和交际	室内类 (1)家庭卫生 (2)烧水泡茶 (3)切菜做饭 (4)服药 (5)使用电灯、电话 (6)听广播、看电视 (7)写信 (8)看报纸、杂志 (9)打牌、照相 (10)订收支计划 (11)算账、记账 (12)记住约会、生日和节假日

表3-4-2-3 常用的ADL评定法

分类	名称	提出者	检查项目	适用于
PADL	(1)PULSES	Moskowitz与Mccann	6	临床
	(2)Barthel index	Mahony与Barthel	10	临床
	(3)ADL独立量表 (index of independence in ADL)Katz		6	临床
	(4)Kenny自理评定 (kenny self care evaluation)	Schoening	85	临床
	(5)功能状态评定量表 (functional status rating scale)	Forer	30	临床、研究
	(6)功能独立评定 (functional independence measure)	UDSMR	18	临床、研究
IADL	(1)残疾快速评定量表 (rapid disability rating scale)	Linn	18	研究
	(2)功能状态指数 (functional status index)	Jette	45	临床
	(3)功能活动问卷 (functional activities questionnaire)	Pfeffer	10	临床、调研

UDSMR:美国康复医学统一资料系统

(三) 心理、社会技能障碍的问题

1. 心理活动技能

(1) 自我观念：患者自我评定躯体功能和情绪的能力。

(2) 角色同一性：患者能否扮演好自己所承担的角色。

(3) 环境的控制：患者能否根据自己的想法并通过自己的行为影响周围的环境，或周围环境能否影响患者。

(4) 心境：患者的情绪、情感是否与精神活动一致。

(5) 自我控制：患者能否根据需要调整自己的行为。

(6) 兴趣：患者能否选择使自己保持愉快和注意的精神或躯体活动。

(7) 自我表现：患者表达自己思想、情感和需要的能力。

2. 社会活动技能

(1) 社会交流：患者能否在不同场合进行不同形式的交流。

(2) 人际关系：怎样与他人接触和保持联系。

(3) 社会品行：患者的行为能否符合社会道德观念。

(4) 社会支持：患者有否别人的关心和支持。

(5) 与人群的相互作用：患者能否与他人共同完成活动。

第三节　治疗计划

前已述及，障碍分躯体、心理、社会等方面，制定治疗计划要在针对上述问题进行全面评定的基础上，根据患者的年龄、性别、身体基础情况、交流能力、理解能力、文化水平、心理适应能力、家庭及社会构成等多方面情况进行设定。

一、制定计划的原则

1. 评定过程是制定治疗计划的基础。
2. 治疗计划因每位患者的实际情况不同而不同。
3. 治疗计划要周密、严谨。
4. 治疗计划要与实际技术水平相一致，治疗要有科学性。
5. 治疗计划要进行阶段性修订。
6. 治疗计划要围绕一定的目标进行。

二、计划的目标

康复的目标要以患者为中心，致力于患者的功能、日常生活能力的提高，使患者能够回归家庭和社会。康复目标分长期目标和短期目标，长期目标是经过治疗上的最大努力，患者达到最好功能水平时的一个标准；短期目标是在完成长期目标的过程中某一阶段的治疗目标。作业疗法的长期目标要与整体的长期目标相一致。康复目标因患者障碍的情况和程度不同而有所差异，确定康复目标也受患者年龄、性别、身体状况、职业等的影响，确定康复目标是康复治疗中的重要一步。要注意不能将恢复职业和经济自立作为康复的唯一目标，也

不要因为康复目标的多样化而不去制定具体的康复目标,应尊重客观实际,制定合理的康复目标和治疗计划,争取最好的治疗效果。

第四节 记录与报告

一、对待记录与报告的基本态度

医务工作者所书写记录与报告中的每一句话都应该有权威性和责任性,而且具有法律意义,医疗的记录和报告是重要文献,具有严肃性。要求作业治疗师有良好的观察力、判断力,有扎实的基础知识和操作技术。要端正书写记录和报告的态度,就要了解书写记录和报告的目的性。

1. 记录的目的 一是患者和医务人员的法律保证。二是提供患者的状态。三是确认医学处方。四是体现评定部门的运营情况。五是为医务人员和学生提供教材。六是为科研提供素材。七是积累经验、提高技术。

2. 报告的目的 一是整理材料、提出问题、总结成绩。二是加强管理者与各级人员之间的联系。

3. 正确态度及其意义 书写记录和报告时的基本态度应该是及时、认真的。及时就是要体现记录和报告的真实性,反映当时的实际情况,以便及时发现问题并且加以解决。认真可更加深入、细致地反映实际情况,对提高工作水平、解决问题十分有利。一个好的治疗过程可以通过好的记录和报告体现出来,作业治疗师为了不断地提高自己的工作能力,必须养成良好的记录和报告的习惯,从中体现出自身的整体工作素质。

二、记录与报告的种类

(一)记录的种类
1. 医学记录
(1)康复处方:包括患者姓名、性别、年龄、时间、病案号、诊断、主要障碍点、治疗内容、康复目标、注意事项等。
(2)初诊记录:包括患者姓名、性别、年龄、时间、病案号、步行状态、教育背景、职业史、进行作业治疗的原因、患者身体的一般状况、本次疾病的障碍情况、诊断、康复目标、治疗计划等。
(3)治疗经过记录:包括患者姓名、性别、年龄、时间、病案号、治疗后变化情况、康复目标完成情况(是否要变更)、治疗的频率和时间分配等。
(4)测试及评定记录:包括患者姓名、性别、年龄、时间、病案号、测试或评定者、评定或测试的目的、评定或测试的内容等。
(5)业务会议记录:时间、会议主持者及参加者、会议目的、会议内容等。
(6)家庭指导记录:时间、指导者和被指导者、指导的目的、指导的内容等。
(7)出院记录:包括患者姓名、性别、年龄、时间、病案号、治疗后患者的疾病变化情况、康复目标完成情况、出院后注意事项等。

2. 运营记录

(1) 患者治疗计划记录。
(2) 购买设备和物品记录。
(3) 预算计划书。
(4) 使用材料申请书。
(5) 修理费、维护费用记录。
(6) 职员个人情况记录。
(7) 用品、用具售出记录。
(8) 事故记录。

(二) 报告的种类

报告的形式可以是口述或笔述,可以是说明书形式或统计形式,可以是定期或按需要完成等种种形式。统计报告有治疗种类、职员数、设备购买及使用情况等。另外,还有每月报告形式,其内容有:①治疗计划。②来自患者方面的治疗的有关统计。③各职员的统计(作业治疗师、学生、助手等)。④比率关系的统计(职员数与患者数等)。

三、基本原则与形式

(一) 基本原则

由于作业疗法临床记录的历史较短,尚没有固定的书写格式,参照其他学科记录格式提出以下基本原则。

(1) 避免想像、推测,要客观叙述事实。
(2) 避免无用的语言,记录要简洁、明确。
(3) 要准确使用医学术语。
(4) 标点符号的应用要准确。
(5) 要使用第三人称的形式。
(6) 避免使用略语。
(7) 记录要有确实的法律性。
(8) 使用规定的记录用品、用具。
(9) 记录要有签名、职务等。
(10) 记录要有日期。

(二) 形式

医学记录的形式多种多样,适合于康复医学那样以小组形式进行医疗活动的记录方式有 L. L. Weed 提出的医学记录问题向导(problem - oriented medical record, POMR)。POMR 在美国、加拿大、日本等的一些医院中使用,其内容有:①所有的资料组成数据库。②按照问题出现的时间先后顺序制成的问题点目录。③明确指出解决问题点的方针。④上述的经过记录为问题点顺序。这样一来,即使有时记录量很大,记录起来也会变得非常容易。另外,也可以根据不同医疗单位的实际情况,建立自己的记录方式,但要坚持上述的基本原则。

第五节 作业疗法的常用项目

作业疗法的常用项目有很多,有关内容将在《临床作业疗法学》等相关书籍中介绍,本节仅介绍以下几种。

一、手工艺

(一)马赛克组图

马赛克是用各种质地、各种颜色的小碎片,粘在基板上组成图案的一种做工细致的手工工艺。

1. 特点
(1)通过制作简单的图案获得成功感。
(2)所用的材料简单,容易取得。
(3)应用广泛,不受年龄、性别限制。
(4)可按治疗的不同阶段进行。

2. 治疗意义
(1)躯体方面:
1)提高手指的握力和上肢肌力。
2)改善手指的灵巧性。
3)改善眼睛和手的协调能力。
4)维持和改善关节的活动范围。
(2)心理方面:
1)帮助发泄攻击情绪。
2)提高注意力。
3)提高耐力。
4)通过集体作业增强自信心,改善协调能力。

3. 注意事项
(1)使用工具时注意加强管理。
(2)为预防呼吸系统疾病、眼部疾病,要防止粉末或碎片飞入鼻腔。
(3)手指有外伤或患有皮肤病者禁忌。

(二)刺绣、缝纫、编织

刺绣、缝纫、编织是利用手工操作,制成手工艺品的方法。

1. 特点
(1)取材容易。
(2)能在床上操作。
(3)所使用的工具是日常生活用品。
(4)适宜于女性作业。
(5)具有创作性和应用价值。

2. 治疗意义

(1) 躯体方面：

1) 增强坐位的耐力，改善手指的灵巧性。

2) 改善眼睛和手的协调能力。

3) 维持和改善关节的活动范围。

(2) 心理方面：

1) 培养创造力。

2) 提高注意力。

3) 缓解精神紧张。

3. 注意事项

(1) 弱视及视力低下者不要使用细线。

(2) 不能用于共济失调和无随意运动能力的患者。

(3) 要注意管理使用的工具。

(4) 有感觉障碍者要注意针和剪刀等的安全使用。

(三) 铜板加工

利用铜板按照不同图案制成手工艺品。

1. 特点

(1) 通过制作各种款式和不同颜色的作品发挥个性，可以按照每个人的具体情况与不同意愿进行选择。

(2) 制作过程明确，可分阶段进行。

(3) 完成后的作品有使用价值。

2. 治疗意义

(1) 躯体方面：

1) 维持、增强上肢肌力。

2) 改善眼睛和双上肢、手的协调能力。

3) 维持和改善关节的活动范围。

(2) 心理方面：

1) 培养创造力。

2) 提高注意力。

3) 增强所有感。

3. 注意事项

(1) 要注意安全。

(2) 注意噪音的防护。

(四) 机器编织

使用机器编织出各种工艺品。

1. 特点

(1) 可根据障碍的不同选择不同机器。

(2) 不受年龄、性别限制。

(3) 是一种令人愉快的创造性工作，有利于发挥个性。

2. 治疗意义

(1)躯体方面：

1)增强、维持上肢肌力。

2)改善双手的协调能力。

3)维持和改善上肢关节的活动范围。

(2)心理方面：

1)培养创造力。

2)提高自信。

3)缓解精神紧张。

3. 注意事项

(1)不适合急性关节炎、腰痛以及视力低下等患者。

(2)注意劳逸结合,不可过长时间使用一个姿势进行操作。

(五)皮革加工

利用皮革制作出各种物品。

1. 特点

(1)操作容易。不受性别、年龄限制。

(2)可以分阶段操作以利于不同的治疗。

2. 治疗意义

(1)躯体方面：

1)增强上肢肌力。

2)改善手指的灵巧性。

3)改善眼睛和手的协调能力。

4)维持和改善关节的活动范围。

(2)心理方面：

1)培养创造力、应用能力。

2)提高注意力。

3)解除攻击性。

3. 注意事项

(1)注意使用染料时勿发生中毒。

(2)刀、剪不能用于共济失调和无随意运动能力的患者。

(3)要注意管理使用的工具。

(六)木雕

利用木头雕制成各种手工艺品。

1. 特点

(1)根据作品选择木板的厚度与硬度,可分阶段制作。

(2)动作目的明确。

(3)适宜于男性作业。

2. 治疗意义

(1)躯体方面：

1) 增强上肢肌力。
2) 改善手指的灵巧性。
3) 维持和改善关节的活动范围。
(2) 心理方面：
1) 增强信心。
2) 提高注意力。
3. 注意事项
(1) 不能用于急性期精神疾病患者。
(2) 不能用于共济失调和无随意运动能力的患者。
(3) 要注意管理和使用工具以确保安全。
(4) 不适合视力障碍者。

(七) 陶艺
把陶土制成各种形状，然后进行加热，烧制成工艺品。
1. 特点
(1) 按照个人的喜好进行创作，发挥个性。
(2) 不受性别、年龄限制。
(3) 制作过程复杂，可以分阶段进行。
(4) 易得到成功感。
2. 治疗意义
(1) 躯体方面：
1) 增强、维持上肢肌力。
2) 改善双手动作的灵巧性。
3) 改善深、浅感觉。
4) 维持和改善关节的活动范围。
5) 提高身体耐力。
(2) 心理方面：
1) 培养创造力。
2) 提高注意力。
3) 解除攻击性。
4) 增强主动性。
3. 注意事项
(1) 不适合手指外伤者。
(2) 感觉障碍者应注意防止被火烧伤。

(八) 木工
利用木工工具制作出各种木制品。
1. 特点
(1) 根据不同的木材质量，选择不同的作业难度。
(2) 是躯体大范围的活动。
(3) 可以分阶段制作。

2. 治疗意义

（1）躯体方面：

1）增强上肢肌力。

2）提高身体耐力。

3）改善眼-手的协调能力。

4）维持和改善关节的活动范围。

（2）心理方面：

1）培养创造力与整合能力。

2）增强注意力与全方位思考能力。

3）提高自信心，激发成就感。

3. 注意事项

（1）避免疲劳。

（2）为预防呼吸系统疾患，要特别注意防止吸入锯末。

（3）要注意管理使用的工具。

（4）注意防火。

（九）绘画

利用笔、纸、油墨等绘制出作品。

1. 特点

（1）使用的材料简单，容易获得。

（2）不受性别、年龄限制。

（3）可作为评定手段。

（4）可集体作业。

（5）可进行单手运动。

2. 治疗意义

（1）躯体方面：

1）维持和改善关节的活动范围。

2）改善眼-手的协调能力。

3）改善深、浅感觉。

（2）心理方面：

1）培养创造力。

2）提高注意力和自然表现能力。

3）陶冶性情。

3. 注意事项

（1）手指有外伤者要注意保护。

（2）防止油墨中毒。

（十）园艺

种植蔬菜、水果、花卉等的一类户外活动。

1. 特点

（1）与土壤接触可满足人的本来欲望。

(2) 看见植物生长可培养爱心。
(3) 需要较长的时间。
(4) 可集体作业。
(5) 作业受天气影响。
(6) 收获物可供食用或观赏。

2. 治疗意义

(1) 躯体方面：
1) 维持和改善关节的活动范围。
2) 改善躯体的平衡和协调能力。
3) 提高全身肌力。

(2) 心理方面：
1) 发泄情绪。
2) 尊重生命。
3) 增强责任感。
4) 提高忍耐力。
5) 通过集体作业加强人际关系。

3. 注意事项

(1) 注意管理使用的工具。
(2) 防止农药中毒。

二、日常生活动作指导

人自出生后随着年龄的增长，不断地掌握各种技能。技能的掌握是人与周围环境相互作用的结果，正因为如此，人们才过着丰富多彩的生活。人体的活动分躯体活动和心理、精神活动。

生活活动内容多种多样、因人而异，与年龄、在家庭中的作用、职业、生活方式、生活习惯、生活环境有很大关系。因此，在对患者进行日常生活动作指导时，要充分考虑这些因素，除了进行人们都具备的日常生活动作指导外，还要根据每个人的疾病情况及生活特点进行特殊方式的指导。

对于躯体障碍者来说，日常生活动作的自理是康复的一个重要目标，日常生活动作的自理程度是康复的指标和决定性因素。日常生活动作的指导要把握以下原则。

(一) 动作分析

日常生活动作由一连串的动作群组成，应该清楚这些动作群需要什么样的功能、都由哪些动作构成，这样才便于作业治疗师进行指导。因此，要把某个动作群分解成一个一个阶段（阶段的动作），之后再把阶段动作分解为每一个基本动作，再之后了解构成其基本动作所必需的基本功能，最后针对所存在的问题加以解决。

(二) 基本资料

在进行日常生活动作测试前，要掌握患者的基本情况，收集以下几方面的资料。

1. 躯体资料　年龄，性别，障碍的原因，身体一般情况（血压、脉搏等），关节活动范围，肌力，感觉，运动的随意性、协调性、速度、耐力、姿势反射等。

2. 心理资料　欲望,依赖性,情绪等。
3. 精神功能资料　理解力,判断力,适应能力等。
4. 社会及环境资料　生活环境,房屋构造,家庭关系,在家庭内的作用,经济情况等。

(三)评定

日常生活动作测试不是简单地把握关节活动范围和肌力测试那样的单一功能测试,而是掌握由综合功能组成的连续动作的完成能力,也就是掌握动作的自理程度。各阶段动作的评定标准是:观察动作的模型、动作的完成时间、别人帮助的程度、实用程度等,一般在一个设施内采取同样的标准。通过完成动作的时间、别人帮助的程度和动作的结果,可以判断出实用性和自理程度,从日常生活动作的性质可以了解患者的社会适应能力。

另外一个比较重要的内容是在实际环境中对动作完成情况的评定,要了解哪些动作可以完成,哪些动作不能完成,完成这些动作需要的基本功能是什么。由于日常生活动作是由许多复杂因素组成的,所以,必须从多方面进行判断,包括躯体状况、心理状况和精神状况等,特别要注意当躯体状况不能完成日常生活动作时要进行辅助具的使用、周围环境的调整等方面的评估。

(四)训练

日常生活动作的训练与作业疗法科、物理疗法科、语言治疗科的基本功能与基本动作的基础训练并行,基础训练要围绕日常生活动作的自理问题。日常生活动作的训练要从床上卧位、床上坐位开始,然后进行体位转换、更衣、移动、个人卫生、饮食动作、家庭动作等训练。

训练的原则有:①根据患者的实际情况明确日常生活动作训练的目的。②在现实环境中利用器械和道具进行训练。③从可能完成的动作开始。④注重实用性。⑤通过示范和易懂的语言进行说明、指导。⑥别人帮助要适当,不要过多。⑦要反复指导,使其能够掌握动作。⑧明确使用支具的目的,操作简单,保证安全。⑨训练环境要安全,器材要便于使用。

(五)矫形器与自助具

在日常生活动作中,矫形器和自助具起着代偿和补充躯体功能、提高动作能力的作用。矫形器和自助具要根据患者的障碍程度、残存能力和实际需要进行选择、使用,要求作业治疗师有良好的知识基础和实际观察能力,要对患者的动作进行分析,在充分训练的基础上寻找出躯体功能的不足之处,给予适当的矫形器和自助具,帮助其完成日常生活动作。

(六)房屋改造与家庭环境改造

在作业疗法及有关机构的基础训练和日常生活动作训练完成以后,要考虑的问题是家庭环境是否适宜于患者实际生活的需要。在有小的障碍时可通过矫形器或自助具代偿完成,但当家庭环境有碍于患者生活时就需要进行房屋及其他家庭环境的改造,包括厕所、寝室、厨房、浴室、门、窗、楼梯、各种工具的摆放位置等,以扩大患者日常生活活动的范围。进行改造时要注意材料的选择,保证患者的安全。

(七)与其他部门的联络

应该指出,日常生活动作的训练和日常生活动作的问题点,绝不是仅靠作业治疗师就能完成的,从评定、训练到房屋改造,都需要其他部门的协助:病房里的生活需要护士的协助,移动动作训练需要物理疗法部门的协助,交流能力的提高需要语言治疗科的协助,矫形器、自助具及房屋改造需要工程部门的协助。另外,在整个日常生活动作的指导过程中不要忽略家属的协同作用。作业治疗师要充分了解这一点,在指导患者日常生活动作训练的过程中协调好各种关系。

总之,进行日常生活动作训练的指导时要判断患者有哪些动作能完成,哪些动作不能完成,不能完成的动作是否受躯体因素、心理因素、精神因素、环境因素及其他有关因素的影响,要了解影响程度,并加以解决。

(八)日常生活动作指导具体内容

日常生活动作需要指导的内容包括以下几方面,具体指导方法见《临床作业疗法学》的有关章节。

1. PADL方面

(1)个人自理类:穿衣、进食、梳饰、上厕所、沐浴等。

(2)躯体活动类:床上活动、坐、站、转移、步行、上下楼、驱动轮椅等。

2. IADL方面

(1)室内活动类:家庭卫生、烧水泡茶、切菜做饭、服药、用电灯、打电话、听广播、看电视、写信、看报纸、打牌等。

(2)室外活动类:乘公共汽车、骑车或驾车、使用货币、采购、社区活动和交际、旅游等。

三、上肢功能的代偿

(一)上肢功能的特征

上肢功能在日常生活活动中体现在把握物体、支撑物体及卧位和坐位时的体重、维持身体平衡、进行手势交流、识别物体、各种作业等。上肢的长度、关节的活动范围、肌力、感觉的状态是维持上肢功能的基本要素,这些基本要素在维持日常生活动作中起着重要的作用,使得上肢具有以下几个特征:①稳定性:肩关节、肘关节、腕关节、指关节等,需要保持一定时间、一定位置的相对静止。②运动性:上肢需要按一定的速度、一定的方向、一定的位置进行活动,这种动作有时需要重复。③灵巧性:手的功能需要关节、肌肉的精细动作得以实现。一旦上述各基本要素受到破坏,将影响上肢功能及日常生活动作的完成,这种障碍有时不能通过功能训练得以纠正,需要采取其他方式进行代偿,通常的代偿方法是利用辅助具(假肢、矫形器、自助具等)。

(二)上肢功能代偿应注意的问题

1. 患者的年龄、性别、职业或在家庭中的作用。
2. 功能障碍的时间、经过、程度、预后等。
3. 患者智能情况,能否理解辅助具的操作方法。
4. 使用的必要性。
5. 使用的时间。
6. 材料的选择,包括重量,强度,腐蚀性,是否易于加工、保存等。
7. 成品的外观,可操作性,力的传导效率等。

(三)上肢功能代偿的常用方法

1. 假肢　上肢假肢一般有以下几种。

(1)按外观、功能分类:

1)装饰手:是为了弥补残肢外观缺陷用橡胶、皮革及其他有机材料制作而成的,没有动力源,各关节不能主动运动,但可被动运动,只起装饰、平衡作用。适用于上肢各部位截肢者,特别是截指、上肢高位截肢及某些难以安装索控手的患者。

2)索控手(机械手):具有五指结构、完整外形和基本功能的假肢。由患者自身的关节运动,通过牵引索的控制,完成手的屈、伸以及屈肘等动作。适用于腕关节离断、前臂截肢、肘关节离断、上臂截肢的患者。

3)工具手:是为日常生活或专业性劳动而制作的,由残肢接受腔、悬吊装置、工具连接器和专用工具构成。工具手功能好,结构简单,坚固,实用,但其外形不像手。

(2)按动力来源分类:

1)体内动力源上肢假肢:通过牵引索控制完成手的屈、伸以及屈肘等动作;或者通过手术在残侧某组肌肉中做一皮肤隧道,放置塑料棒与牵引索连接,利用肌肉收缩来牵拉牵引索,控制假肢运动。

2)体外动力源上肢假肢:是以体外的力(电动力、气动力)为动力的上肢假肢。

(3)按上肢截肢部位分类:

1)截指和经掌骨截肢假肢。

2)腕关节离断假肢。

3)前臂截肢假肢。

4)肘关节离断假肢。

5)上臂截肢假肢。

6)肩离断假肢。

7)肩胛带离断假肢。

2.矫形器

(1)使用上肢矫形器的目的:

1)预防和矫正关节变形。

2)辅助或代偿上肢功能。

3)训练肌力。

4)保护损伤部位。

5)限制关节的异常活动,恢复上肢功能。

(2)对上肢矫形器的基本要求:

1)治疗效果可靠。

2)应保持上肢各关节处于功能位:

肩关节:外展45°,前屈15°~30°,内旋15°。

肘关节:屈曲90°。

前臂:中立位。

腕关节:背伸20°~30°,尺侧偏10°。

手:拇指和手掌平面成90°位,与食指可对掌,其他三指依次增加掌指关节、指间关节的屈曲角度。

3)减少对正常关节的妨碍作用。

4)结构简单,使用方便。

(3)上肢矫形器的适应证

1)弛缓性瘫:保护瘫痪肌肉,防止拮抗肌痉挛。

2) 痉挛性瘫：防止肌肉挛缩与关节变形。
3) 缓解骨关节炎症、骨折、外伤引起的疼痛。

（4）常用的上肢矫形器：手矫形器、腕手矫形器、肘腕手矫形器、翼状肩胛矫形器、肩关节外展矫形器、肩吊带、平衡式前臂矫形器。

3. 自助具 自助具是一类利用患肢残存功能，无需外界能源，帮助患者独立完成日常生活活动的器具。自助具多与上肢功能和日常生活活动相关，使用自助具是一种积极的治疗手段，可以帮助患者树立信心。适用于具备一定功能，但日常生活活动存在困难，而这种困难可以通过修改用品、用具得以克服的患者。

（1）自助具的种类：自助具的种类很多，有进食类、梳洗、修饰类、穿着类、沐浴类、阅读、书写类、通讯交流类、炊事类、取物类、文艺类等。

（2）自助具的选用和制作原则：以实用、经济、可靠为原则。市场上有销售的，可直接购买、使用或加以修改使用。市场上没有销售的可制作，制作时要掌握以下原则：①实用；②简便，容易制作和使用；③坚固、耐用；④易清洗；⑤可以调整；⑥美观、舒适；⑦材料价格低，购买方便。

值得注意的是，自助具是在患者经过全面、系统康复治疗的基础上使用的一种器具，不能代替康复训练，无论是长期或是短期使用，都要与作业疗法及其他康复治疗相配合，这样才能使得自助具的使用更加合理，康复效果也更加明确。

四、职业前作业疗法

从医学康复到职业康复过渡的过程中，作业治疗师要对患者进行职业前评定和训练，这对患者此后的人生与事业起着非常重要的作用。

（一）职业前作业疗法的目的

职业前作业疗法的目的是：通过对患者职业前躯体、心理、智力等功能的评定和训练，掌握患者的全面情况，针对性地解决问题，为今后重新就业创造有利条件。部分结束了在医院康复治疗的患者，或部分功能障碍较轻而没有经过康复治疗的患者，想直接进入职业场所是很困难的，应该进入医院或职业康复中心进行职业前训练，掌握工作所需的基本技能，以适应职业场所的需要，这种适应应该表现在生物 - 心理 - 社会 - 文化的层面上，即躯体因素、心理因素、社会因素、文化因素都能达到从事工作的标准。

（二）职业前评定

1. 一般能力 患者的理解力、表现力、学习能力、注意力、创造力、解决问题的能力等。
2. 身体能力 手的功能，躯干控制能力，身体协调能力、耐力、感觉等。
3. 日常生活动作能力 就业不仅要求有处理身边事务与肢体协调动作的能力，还要有利用社会环境的能力，比如开车、乘车、乘电梯及利用其他公共设施的能力。
4. 作业能力和兴趣 对作业的态度、对作业的注意力集中程度、对工作的反应、作业习惯、作业时的耐力、作业技术的掌握情况等。

（三）职业前训练

职业前训练要在职业前评定的基础上，按照评定的问题点加以解决。训练的内容是根据患者的一般能力、身体能力、日常生活动作能力、作业能力和兴趣等，选择适合患者的训练方法。一般能力和身体训练是职业前训练的基础内容；日常生活动作能力训练是职业前训练的必需内容;作业能力和兴趣训练是职业前训练的重点内容。各项训练之间是相互联系的,可按患者的实际情况反复进行,最终使患者掌握一项或几项作业技能,与此同时注意心理和社会技能的调整,既有作业技能,又有良好的心理状态和适应社会的能力,才能在回归社会后,有获得新生的感觉。

职业前训练的目标是:达到就业要求的基本体力(包括坐位、立位、移动等);达到适应社会的心理状态(包括心理调节能力、情绪的控制、交流及人际关系等);达到对工作的适应能力(包括集中注意力、持续耐久力、标准化操作的熟练程度、操作水平等);适应职业场所的规则和习惯(包括遵守时间、安全意识、合适的着装、公共设施的使用等)。

这部分内容对患者真正意义上的回归社会是十分重要的,应该重视职业前的作业治疗,以提高整体的康复水平,为残疾人就业创造有利条件。

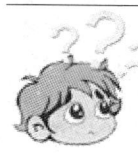

思考题
1. 作业疗法流程怎样?
2. 作业疗法的评定内容有哪些?
3. 作业疗法的常用项目有哪些?

(桑德春)

第五章　作业疗法的运营管理

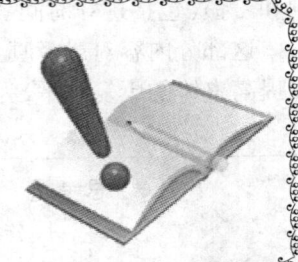

学习目标
1. 掌握作业治疗师的条件和作业治疗师的职业准则。
2. 了解世界作业治疗师联合会的作用。
3. 了解作业疗法医院层面的运营管理。
4. 掌握作业疗法科的运营管理方法。

作业疗法是属于医学范畴的专业学科,作业治疗师是从事这一学科工作的专业人员。在国际上对作业疗法职业的确定有明确的标准和要求,在医院层面和科室层面的运营管理有了较好的经验。世界作业治疗师联合会对加强作业疗法专业的规范化管理起到了非常重要的作用。

第一节　作业疗法职业的确定

所谓职业(occupation)是指通过特殊的学习、培养、训练,掌握有关的基础理论、特殊技能,按照不定数量人群的需要进行的有益于社会的工作。

职业应该满足下面三个条件:第一是通过劳动能够获得相应的报酬,志愿者和学生不属于职业。第二是实现自我,通过劳动能够体现自己的价值,发挥自己的能力,能够产生满足感。第三是对社会有贡献。这三个条件中第三个条件十分重要,比如盗贼,虽然也具备前两个条件,但他所做的事情非但对社会无益,还会对社会造成危害,所以不能算做职业。

一、对作业治疗师的要求

作业治疗师可通过劳动体现出自己的能力和价值,可为患者解决躯体、心理、精神等方面的问题,对社会作出贡献,并从中得到报酬,但还应具备如下条件,并遵守职业准则。

(一)作业治疗师的条件

1. **掌握一定的理论知识和技能**　作业疗法是一个新的医学专业,与其他医学科学一样需要学习和掌握许多基础理论知识,包括医学基础理论知识、运动学和作业学基础理论知识、心理学基础理论知识、有关的社会学基础理论知识等,而且作业疗法专业本身还需要不断地发展、不断地充实自己的基础理论。所以,作业治疗师除了掌握上述基础知识外,还应注意以这些知识为基础形成一种技能,并且灵活应用于医学、保健、福利、职业、教育等社会实践中,同时要不断地完善这些理论和技能以适应社会发展的需要。

2. 需要高水平的教育和训练　在我国现有的教育体制下,作业治疗师的培养有 3 年制大学专科教育和 5 年制大学本科教育,经过考试合格后分别获得大学专科学历或大学本科学历,然后才能够从事作业治疗工作。这 3 年或 5 年教育和训练是未来工作的基础,将来还要通过实际工作强化学得的技术,经过进修、深造完成自己职业人生的全过程。

3. 加入职能团体和社会学术团体　在我国已经有中国康复医学会、各省(市)康复医学会、中国医师学会康复医师分会及与作业疗法相关的技术委员会等学术组织,国际上有作业治疗师联合会。这些组织作为学术职能团体,追求该组织及其各成员的义务和权利,以提高其学术水平为宗旨。作业治疗师应该努力加入这样的组织,以增加对本学科、本专业的了解,丰富自己的知识,增长自己的能力,提高学科的水平。

4. 具有贡献性服务的思想　作业治疗师的工作具有很强的贡献性服务色彩,必须有全心全意为患者服务的思想,不计较个人的得失,要围绕患者的利益开展治疗工作,要对患者有所帮助。

5. 有能力接受各项考核　作业治疗师时刻都不能放松学习,要不断充实自己,提高自己的基础理论和实际工作水平,要有能力接受从国家到科室各不同层次的考核,通过这些考核提高自己的学术地位,否则将被淘汰。

6. 有决定获得报酬的标准　作业治疗师获得报酬的标准,简单地讲,是与自己的实际工作能力、工作效果、工作地位、国家的分配制度和所在工作单位的分配制度及经济效益等因素有关。

7. 与服务单位要有服务合同　这是作业治疗师履行自己义务和争取自己的权利所必需的书面保证。

8. 社会上的认可　作业疗法在我国是一个新的职业,人们还不够重视,作业治疗师要用自己的实际工作业绩,解除患者的痛苦以减轻社会的负担,得到社会的认可。

(二)作业治疗师的职业准则

目前我国还没有关于作业治疗师的职业准则,参照日本作业治疗师职业准则介绍如下:

1. 要有全心全意为患者服务的思想。
2. 要努力提高自己的工作水平,掌握更多的知识和技术,做好本职工作。
3. 要尊重患者的个人权利,不论患者的社会地位如何,一视同仁。
4. 要尊重其他各职业人员,并保持良好的合作关系。
5. 要坚持必要的报告和记录制度。
6. 不要谋取不应有的报酬。
7. 有义务帮助低年资的作业治疗师提高业务水平。
8. 要尊重别人的劳动成果,并将其发扬光大。

二、世界作业治疗师联合会及其作用

(一)世界作业治疗师联合会的启动

世界作业治疗师联合会(world Federation of occupational thrapists ,WFOT)是为推进世界康复事业的发展由国际残疾人康复协会创建的,其宗旨是向世界各国推广普及作业疗法、建立作业疗法流程、增加各国间的学术交流、讨论作业疗法的有关问题、提高作业疗法的水平。1952年在英国,6个会员国代表讨论,制定了加盟该组织的条件、作业治疗师的教育标准及该组织的有关章程(以后在1963年和1984年进行了修改)。1954年8月有10个国家的400名代表参加了第一次总会,以后每4年举行一次会议,每2年开一次委员会。第2次会议有32个国家、750名代表参加。1956年全世界注册了52所作业治疗师培养学校,到1975年达到129所,1988年增加到205所。世界作业治疗师联合会经过这样的启动过程,规范了作业疗法的各项标准,推动了作业疗法的发展。

世界作业治疗师联合会的启动过程,得到了世界卫生组织(WHO)的支持和帮助,提供了富有作业疗法经验的专家名册,便于所需要的国家使用,并确定了WHO顾问资格标准、WFOT加盟国的条件及WFOT加盟国的义务等。

WFOT的组织机构有会长1名、副会长2名、干事长1名,下属有总会委员会,教育委员会,制度委员会,国际关系委员会,选举管理委员会,出版委员会,出版的刊物有近10种。

1. WHO顾问资格标准
(1)熟悉被派遣国的习惯、法律。
(2)掌握该国家的语言。
(3)有与该国家国民交流的能力。
(4)具有专业知识、经验及技术等。
2. WFOT加盟国的条件　作为WFOT加盟国,必须有12名获得了作业疗法执业资格的人员;准会员国要有4名作业疗法执业资格者。
3. WFOT加盟国义务
(1)按照WFOT的标准及条款完成工作。
(2)有年度报告义务。
(3)建立一所以上满足WFOT教育最低标准的作业治疗师培养学校。

(二)世界作业治疗师联合会的作用

1. WFOT非政府组织的作用
(1)大力发展作业治疗师的教育。
(2)决定作业治疗师的国际最低标准。
(3)进行作业疗法部门的组织化指导。
(4)组织各国资料的展示和交流。
(5)进行与作业疗法相关期刊、书籍的发行。
(6)建立各国作业疗法的条例。
2. 1959年建立的各国作业疗法条例的具体内容
(1)作业疗法必须由国家最高相关权力机关(卫生部、教育部或医学组织团体)管理,得到WHO的指导。
(2)作业疗法要在本部门的最高责任者的领导、协调下进行工作。
(3)开创者的兴趣、热情、意愿应得到支持和鼓励。
(4)将来要努力建立作业疗法教育机构。各国要定期向WHO和WFOT报告,WHO有义务按照报告的要求派遣顾问去指导工作。
3. 对我国的影响　我国目前还没有作业治疗师协会,但有与之相关的学术团体,发挥着相应的作用,并且与世界作业治疗师联合会的成员进行着越来越密切的学术交流。相信在不远的时间里,随着作业疗法体制的健全和人才的不断培养,在世界作业治疗师联合会和世界卫生组织的帮助下,在作业疗法工作者的努力下,作业治疗师协会一定会成立,并能促进作业疗法在我国的规范化发展。

第二节　医院层面的运营管理

广义上讲运营是指运用经营的手段激活组织、机构,使要做的事情运转起来。管理是处理所要进行的事物,保存、利用、维持、改良设备与物品,负责人员的使用、调配等。医院的运营管理主要包括人、财、物的管理,如何将人、财、物合理调动起来是医院管理者必须考虑的问题。

一、医院的层面

医院工作以患者为中心,由包括作业治疗师在内的各医疗专业技术人员、职能部门的工作人员、后勤保障部门的工作人员等共同组成集体,在院长的领导下开展有序的医疗、康复工作。

一般认为,医院的职员分为经营层、管理层、监督层和作业层4个层面。经营层是指具有法人身份的医院院长或康复中心的最高领导;管理层是医院或康复中心的责任人及下属的各职能部门、各业务部门的负责人,在作业疗法科是科主任或技师长;监督层在我国的医院管理体制下与管理层有些重叠,由职能部门、科主任或具有高级职称的工作人员等组成;作业层由普通工作人员组成。

二、康复机构的类型

我国与康复医疗有关的机构分为两种:一种是康复中心;另一种是综合医院的康复科。康复中心的组织形式是由康复中心主任、副主任等组成最高领导阶层,下属有医院、康复基础医学研究所、康复工程研究所、行政办公室、人事处、财务处、后勤处等。医院与其他综合医院的业务管理组织相似,由院长负责,下属行政办公室、医务处、护理部、各业务科室。

作业疗法科可以以独立科室的形式出现,但目前在多数综合医院其仅仅是康复科的一个部门。其实,作业疗法科应该作为独立部门存在,这样有利于突出其专业特色,发挥其技术特点,促进该项工作的发展。

三、管理的内容

医院组织的管理内容包括人、财、物、组织、资料和技术水平等。人的管理分患者的管理和职员的管理;财和物品管理有预算、购入、决算、诊疗报酬等;组织管理是指定期检查各有关部门的流程、工作情况、工作组合情况;资料的管理十分重要,特别是患者的资料要严格管理,避免丢失;技术水平的管理是决定医院或科室存在与发展的关键,需要全体作业治疗师努力,才能不断提高医疗水平。

第三节　作业疗法科的运营管理

一、必备条件

(一)有效的管理体系

要想做好医疗质量管理工作,首先要有一个健全的管理体系,实行分层管理的三级网络。即:科室接受医院的医疗质量管理;科室自身的医疗质量管理;作业治疗师的自我医疗质量管理。科里设立医疗质量控制管理小组,实行科主任负责制,加强科室医疗质量的自我监控能力,强化质量控制环节,实施医疗质量个体责任制,落实质量的自主管理和自我检查,层层负责,逐级把关,自觉接受医院检查,从而形成一个全员、全程的质量管理网络。

1. 自我检控　作业治疗师对自己分管的病人的各项诊治工作的质量进行检查与控制。要求各自按照质量检控点,自觉地发现质量缺陷,随时加以纠正。

2. 逐级检控　各级作业治疗人员对每个病人的各项工作的质量,按照质量检控点,通过逐级检查、巡视等程序进行质量检查和控制,及时发现质量问题并加以解决。

3. 监督控制　科室里的医疗质量控制管理小组按医疗质量检查控制点,进行日常监督、检控,并进行出院后的各项质量检控与判定。

4. 接受考核、检查　自觉接受院级以上部门的考核、检查,从中发现问题,尽快解决。

(二)规章制度及操作规程

为了保持正常的作业治疗工作秩序,应建立合理的规章制度,除全院一般性制度外,还应当结合作业疗法科的实际情况补充或完善一系列规章制度,如病人入出院制度、住院期间治疗规则、病历书写制度、医嘱制度、会诊制度、病历讨论制度、保护性医疗制度、医疗安全管理制度、各级医务人员培训考核制度、值班交班制度、查对制度、物品器材管理制度、康复流程各环节的有关制度等及与本科有关的各项操作规程。

(三)医疗质量管理的重点和方法

1. 医疗质量管理的重点　主要针对诊断质量、治疗质量、诊疗效率、医疗有无缺陷、科研成果和医疗费用等方面实施管理。

(1) 质量的直接管理:

1) 提高作业治疗师的技术水平。

2) 增强作业治疗师的责任意识。

3) 调动作业治疗师的自觉性、积极性、主动性、创造性和协调性。

4) 培养集体协作精神。

5) 制定诊疗程序和制度。

(2) 质量的保障管理:在管理中要注意各部门之间的整体性同步协作,包括科里各管理人员与作业治疗师等人员,要建立正确的康复思维方式,正确处理医患关系,医疗支持系统应当确保医疗质量和各部门之间的协作。

2. 医疗质量管理的方法　在熟习医疗技术管理和质量管理的基本知识后,要注意质量情报的收集和常用质量管理统计方法的使用。质量管理的方法实际上也就是医疗质量要素、环节质量、终末质量以及医学服务质量的标准化控制和评定的方法。质量情报的收集和统计是医疗质量管理的重要环节。

(1)质量情报:质量情报反映诊断质量和各环节工作质量的信息,包括基本数据、原始记录以及各种情报资料。要对所收集的质量情报进行整理、归纳、分类、立档、编目登记等。

(2)统计控制:将随着医疗全过程进行抽样检查出来的数据记录在相应的管理图表上,供人们观察和分析质量状况。质量不稳定或发生缺陷时会从管理图上反映出来,以便分析原因,采取措施,防止质量下降。常采用的有排列图法、因果分析图法、散布图法及控制图法,以控制图法最为常用。控制图是画有空间界线的一种图表,一般有三条线,即控制上线、控制下线和中心线,将被控制的质量性质变化的"点"描在图上,以三倍标准误确定控制界线。也就是说,把中心线定在被控制对象的平均值上面,然后以中心线为基准向上量三倍标准量确定控制上线,向下量三倍标准量确定控制下线。

(四)医疗质量指标评定体系

1. 工作效率指标

(1)门(急)诊入院率:门(急)诊入院率 = 门(急)诊入院人数/门(急)诊总数 × 100%

(2)设备使用率:设备使用率 = 实际月诊治人次(或时数)/日诊治人(次)数(或时数) × 定额月工作日 × 100%

(3)平均病人周转次数:平均病人周转次数 = 出院总人数/平均接受治疗病人数(次)

(4)出院患者平均治疗日数:出院患者平均治疗日数 = 出院患者治疗总日数/出院患者总人数(日)

2. 医疗质量指标

(1)治疗有效率:治疗有效率 = (期内治愈 + 好转)人数/同期出院人数 × 100%

(2)治愈率:治愈率 = 治愈人数/出院人数 × 100%

(3)好转率:好转率 = 疾病好转例数/出院例数 × 100%

(4)患者满意率:患者满意率 = 患者满意例数/接受治疗患者总数 × 100%

(5)医疗费用:各项医疗费用的总和。目标是以最低的费用解决患者的最大问题。

(五)人力资源

除了上述管理制度和管理方法之外,人力资源是非常重要的因素,其中包括科室管理者和专业技术人员,工作人员人数要按照科室空间、接受患者数、设备配置、工作时间等多方面的因素决定。作业治疗师的选择要严格按照职业标准录用,以保证工作质量。

(六)必需的设备

作业疗法的设备选择标准无严格规定,但应该保证正常工作的开展,所以,必需的设备必须具备,可根据病残的种类、患者的需求、治疗师的意愿、医院的条件等情况进行配置。需要强调的是,作业疗法治疗室要尽量宽敞、安静、减少相互间的干扰。

二、人和物的管理

作业疗法科建立后,从管理的角度讲主要是人、财、物的调配问题,但不应该忽略科室管理者的人选问题,这是决定科室建设、科室发展、业务水平等的关键。一般认为管理者有三种权限:一是个人权限,即由个人的学识、经验、人格决定或赋予的权限;二是地位权限,即其职务应该有的权限;三是社会权限,即其对社会的影响力。实际上,作为科室领导者获得上述三种权限除了个人荣誉外,还应考虑自己所要担负的责任;而能够成为科室领导者,则应具备一定的条件,包括使命感、无私、公平,有实际问题处理能力、预见能力、判断能力、创造能力、计划能力、指导能力、协调能力等。

(一)人员管理

1. 人员评定　作业疗法科每年都要对作业治疗师进行评定,为晋升、加薪、进一步使用提供依据,其评定从业绩、能力、态度几方面入手(表3-5-3-1)。业绩是作业治疗师实际工作成果,与治疗师的年资、经验等有关,对不同年资的治疗师要求各不相同;能力体现在实际工作中,主要体现在其对作业治疗工作的完成情况;态度是治疗师对工作的反应,除治疗师本人的体会外,患者、同事及其上司也可以观察到。可采取治疗师个人述评、同事评议、科主任评定的方法,避免单独由科主任进行主观评定引起的负面作用。

2. 能力开发
(1)参加各种学术会议。
(2)根据业务需要去有关医院或科室进修、学习。
(3)参加与本业务有关的学习班、讲座。
(4)阅读有关的杂志、书籍。
(5)积极对待日常工作,接受上级治疗师的指导并注意同事之间的交流。

表3-5-3-1　作业治疗师评定内容

项目	检查与评定内容
业绩	完成日常工作的情况、创造力、对部下的指导及培养情况
能力	学识、理解力、计划力、判断力、实施能力、指导能力、管理能力
态度	积极性、协调性、责任感

3. 作业疗法学生的管理　对作业疗法学生的教育和管理是作业疗法科主任及每一位作业治疗师的责任和义务,具有3年以上经验的作业治疗师,无论平时工作多忙都应该利用一定时间对学生进行指导,把自己的实际工作经验和相关的基础知识传授给学生,保证这一事业后继有人,健康发展。

4. 患者管理　作业治疗师要为患者制作治疗、训练时间表,有计划、高质量地进行治疗,要了解患者在病房的生活情况,了解作业疗法与其他疗法的关系,了解患者疲劳、安全、康复等方面的情况,注意与患者及其家属之间的交流,这样才能保证康复治疗效果。

(二)物品管理

物品是作业疗法科的重要财产,应正确对待、严格管理,需要的物品在当年及下一年要有预算。物品的采购虽然属于医院层面的,但作业疗法科室要根据业务需要准确提供所需物品的清单,并注明各物品的治疗作用。各物品的治疗作用一般在产品使用说明书上详细列有,可供参考。以上做法既保证日常工作需要,又不造成浪费。平时要按物品种类及其规模采取不同的管理办法。

1. 常用物品
(1)设备:比较耐磨损,可长时间使用,其性质和形状不易改变。

(2)消耗品:短时间消耗使用,容易破损。
(3)材料品:作业疗法使用的各种材料,不同质地者性质不同。
(4)动物:需要时可饲养马、犬等动物,在作业活动中使用,但管理起来比较麻烦。

2.设备、消耗品、材料

(1)治疗训练用品:

1)各种评定用具、检查用纸。

2)治疗、训练用具:①作业台、床、站立台等用于全身的器械。②主要用于上肢、手指或特定关节的运动器械。③用于全身活动的玩具。④主要用于手指活动的玩具。⑤体育运动和游戏用具。⑥创造、生产性活动用品。⑦ADL或家庭活动用品。⑧辅助器具。

(2)完成工作的必需品:包括治疗记录用纸、评定报告书、治疗训练实施本、消耗品记录本、业务记录、各种制度及操作规程登记本、工具书等。

(3)记录、教育用器材:照相机、录像机、录音机、计算机等。

3.场所

(1)作业疗法室(包括 ADL 训练室)。

(2)治疗训练材料保管仓库。

(3)未完成作品和训练用具收纳场所。

(4)个别训练治疗的可能场所。

(5)个别评定、谈话的可能场所。

(6)已完成的作品的保管、展示场所。

(7)自助具工作室。

(8)室外治疗训练场所(园艺、动物饲养、步行训练等)。

(9)为实习生、进修生准备的教学演示场所。

(10)作业治疗师进行记录、处理事务、开会的场所。

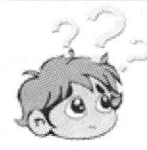

思考题

1.作业治疗师的条件是什么?

2.作业治疗师的职业准则是什么?

3.作业疗法科的必备条件是什么?

主要参考文献

1. 缪鸿石,主编.《康复医学理论与实践》.上海科学技术出版社,2000,11
2. 卓大宏,主编.《中国康复医学》,第二版.华夏出版社,2003,10
3. [日]奈良勋.《理学疗法的作用和领域.理学疗法概论》.东京,医齿药出版株式会社,1993
4. [日]高桥精一郎.理学疗法学概论,神陵文库,1999,东京
5. [日]津山直一,编.《標準リハビリテーシヨン医学》.东京,医学书院,1996
6. [日]日本理学疗法士协会.《理学疗法白皮书2000》.东京,有限会社アイペック
7. 于兑生,恽晓平主编.《运动疗法与作业疗法》.华夏出版社,2002,12
8. 王玉龙,主编.《康复评定》.人民卫生出版社,2000,8
9. 乔志恒,主编.《新编物理治疗学》.华夏出版社,1993,10
10. 松泽正.《理学疗法评价学》.东京,金元出版株式会社,2001
11. [日]吉尾雅春.《运动疗法学》.东京,医学书院,2007
12. [日]社团法人,日本作业疗发士协会.《作业疗法概论》.东京,协同医书出版社,1998
13. [日]矢谷令子.《作业疗法概论》.东京,协同医书出版社,2002
14. [日]田村春雄,铃木明子.《作业疗法总论》.东京,医齿药出版株式会社,1985
15. 丸山仁司.《临床运动学》.中国中医药出版社,2002
16. 纪树荣.《康复医学》(第2版).高等教育出版社,2010
17. 日本理学疗法士协会编.《理学疗法白书》.东京,日本理学疗法士协会,1998
18. 何成奇.《康复医学科管理指南》.人民军医出版社,2009
19. 上田敏.《康复医学的世界》.东京,三轮书店,1992
20. 中村隆一.《康复概论》.东京,医齿药出版株式会社,1991
21. 森永敏博."理学疗法教育的展望",PT杂志,29.1995
22. 王宁华.《康复医学概论》.人民卫生出版社,2008
23. 李贻能.《康复医学概论》.高等教育出版社,2009
24. 杨毅.《康复医学概论》.复旦大学出版社,2009
25. 熊恩富.《康复医学基础》.人民军医出版社,2010
26. 谭工.《康复医学导论》.人民卫生出版社,2010
27. 李建军,张通,桑德春.《综合康复学》.求真出版社,2009
28. [日]前田真治.《老人のリハビリテーシヨン》.东京,医学书院,2008
29. 王茂斌.《康复医学》.人民卫生出版社,2009

图书在版编目(CIP)数据

物理疗法与作业疗法概论/桑德春,吴卫红,刘建华编著. —2 版. —北京:华夏出版社,2013.5
高等医学院校康复治疗学专业教材
ISBN 978-7-5080-6056-9

Ⅰ.①物… Ⅱ.①桑… ②吴… ③刘… Ⅲ.①物理疗法-医学院校-教材 ②康复训练-医学院校-教材 Ⅳ.①R454 ②R493

中国版本图书馆 CIP 数据核字(2011)第 168200 号

物理疗法与作业疗法概论

桑德春 吴卫红 刘建华 编著

出版发行		华夏出版社
		(北京市东直门外香河园北里4号 邮编:100028)
经	销	新华书店
印	刷	北京市人民文学印刷厂
装	订	三河市万龙印装有限公司
版	次	2013 年 5 月北京第 2 版
		2013 年 5 月北京第 1 次印刷
开	本	787×1092 1/16 开
印	张	10.25
字	数	243 千字
定	价	20.00 元

本版图书凡有印刷、装订错误,可及时向我社发行部调换。